Sandra Reichör

Heilsame Tees aus Pilzen, Wurzeln, und Kräutern

ISBN 978-3-99025-359-5

Layout: freya_art, Christina Diwold
Lektorat: Dorothea Forster
Bildmaterial: Sandra Reichör,
weitere siehe Seite 192

printed in EU

Anmerkung: Die Angaben in diesem Buch sind von der Autorin sorgfältig geprüft worden, dennoch sind sie ohne Gewähr. Die beschriebenen Heilwirkungen und medizinischen Anwendungen von Pflanzen haben lediglich informativen Charakter, eine Durchführung der Heilanwendungen findet vom Leser eigenverantwortlich statt. Dies gilt insbesondere bei ernsthaften gesundheitlichen Problemen. Eine Haftung der Autorin, des Verlags oder seiner Beauftragten ist ausgeschlossen.

SANDRA REICHÖR

HEILSAME TEES

aus Pilzen, Wurzeln und Kräutern

freya

INHALT

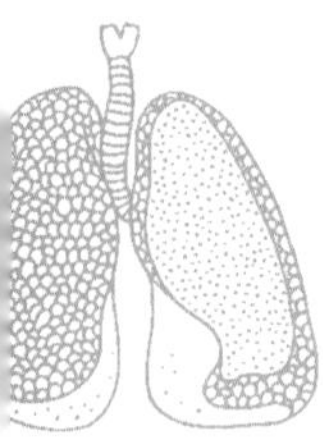

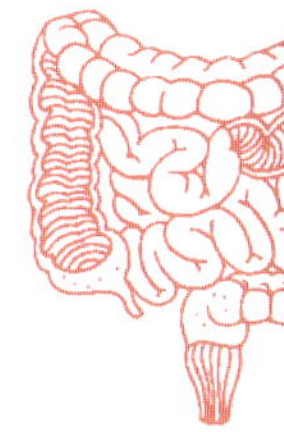

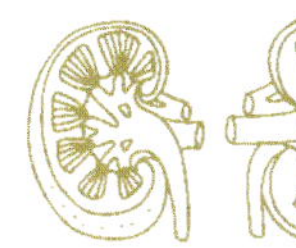

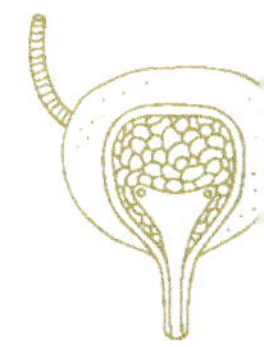

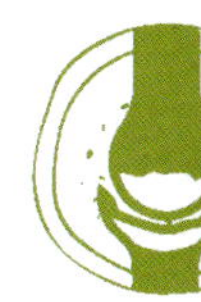

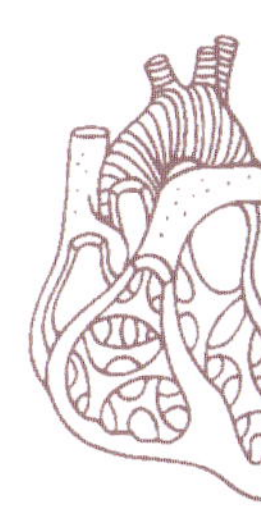

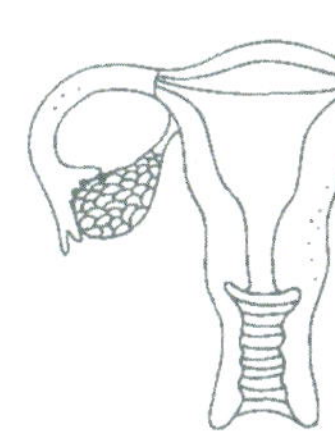

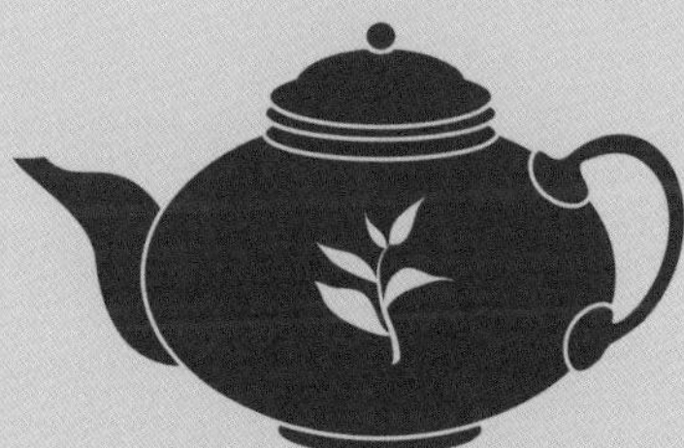

Vorwort

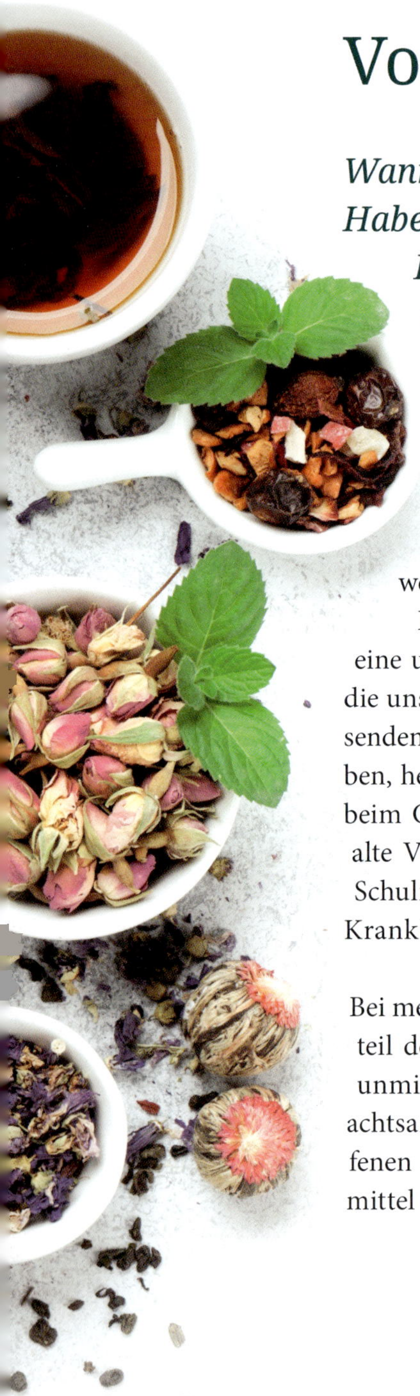

Wann ist es ratsam, Kamillentee zu trinken? Haben alle Hustenkräuter dieselbe Wirkung? Kann der Genuss von zu viel Tee auch zu unerwünschten Nebenwirkungen führen? Und wie schmeckt eigentlich ein Pilztee?

Vielleicht ergeht es Ihnen, liebe Leserin und lieber Leser, genauso, wie es mir noch vor einigen Jahren ergangen ist. Die Zubereitung eines Tees ist kinderleicht, doch welches Kraut ist bei welchen Beschwerden am besten geeignet? Die Natur präsentiert uns eine riesige Apotheke, die uns eine unglaubliche Vielfalt an Heilmitteln anbietet. Diese Schätze, die unsere Vorfahren seit vielen Hunderten, wenn nicht sogar Tausenden Jahren, ganz selbstverständlich und intuitiv verwendet haben, helfen uns bei sämtlichen Beschwerden und unterstützen uns beim Gesundbleiben. Mich fasziniert, wie sich diese jahrtausendalte Volksmedizin mit den wissenschaftlichen Erkenntnissen der Schulmedizin verbindet. Es scheint wahrhaftig so, dass gegen jede Krankheit ein Kraut gewachsen ist.

Bei meinen Recherchen stellte ich bewundernd fest, dass der Großteil der beschriebenen Pflanzen und Pilze tatsächlich in unserer unmittelbaren Umgebung gedeiht. Oft spazieren wir daran unachtsam vorbei und übersehen die Kostbarkeiten, doch wer mit offenen Augen die Natur wahrnimmt, wird viele Schätze und Heilmittel entdecken können.

Unsere Teekräuter, Wurzeln und Pilze wachsen fast überall und kosten nichts. Trotz dieses Reichtums ist mir ein behutsamer Umgang mit den Pflanzenseelen wichtig. Es erscheint mir wesentlich, dass der Natur nur so viel entnommen wird, wie auch gebraucht wird. Ein achtsames Ernten und maßvolles Pflücken der Bestände verbunden mit Dankbarkeit sind für mich selbstverständlich. Besonders beim Ausgraben von Wurzeln ist Vorsicht geboten, denn schließlich wollen wir ja im nächsten Pflanzenjahr auch wieder Kraft aus der Natur schöpfen.

Dieses Nachschlagewerk, nach Krankheiten und Beschwerden gegliedert, soll Sie schnell und übersichtlich zu den Heilmitteln führen, die Sie interessieren und benötigen.

Tauchen Sie ein in die Welt der Teekräuter, Wurzeln und Pilze und erleben Sie viel Genuss und Experimentierfreude beim Mischen Ihrer gesammelten Kostbarkeiten! Mögen die Schätze aus Wald und Wiese auch Ihnen Gesundheit und Wohlbefinden bescheren, das wünsche ich Ihnen von Herzen!

IHRE SANDRA REICHÖR

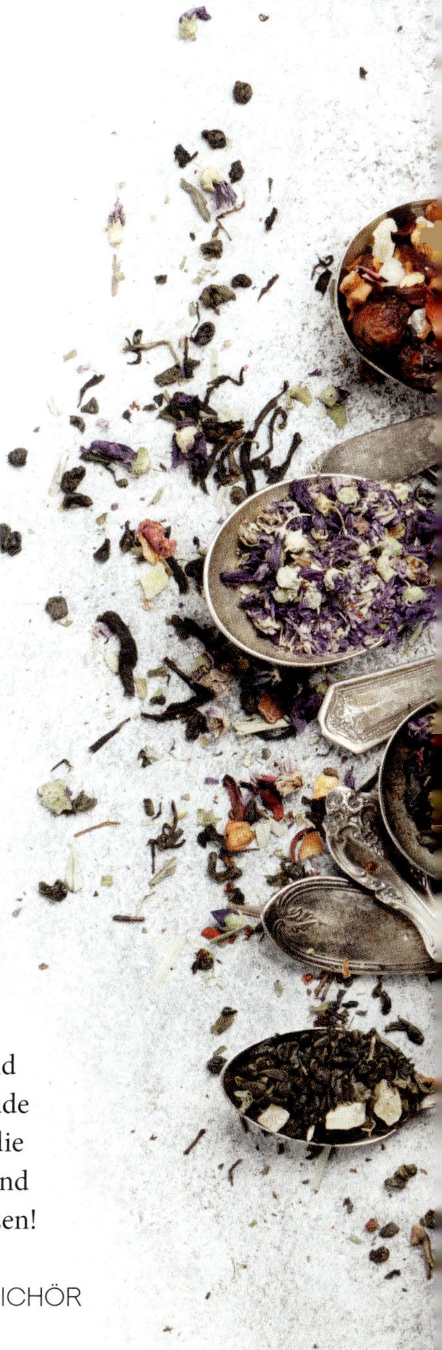

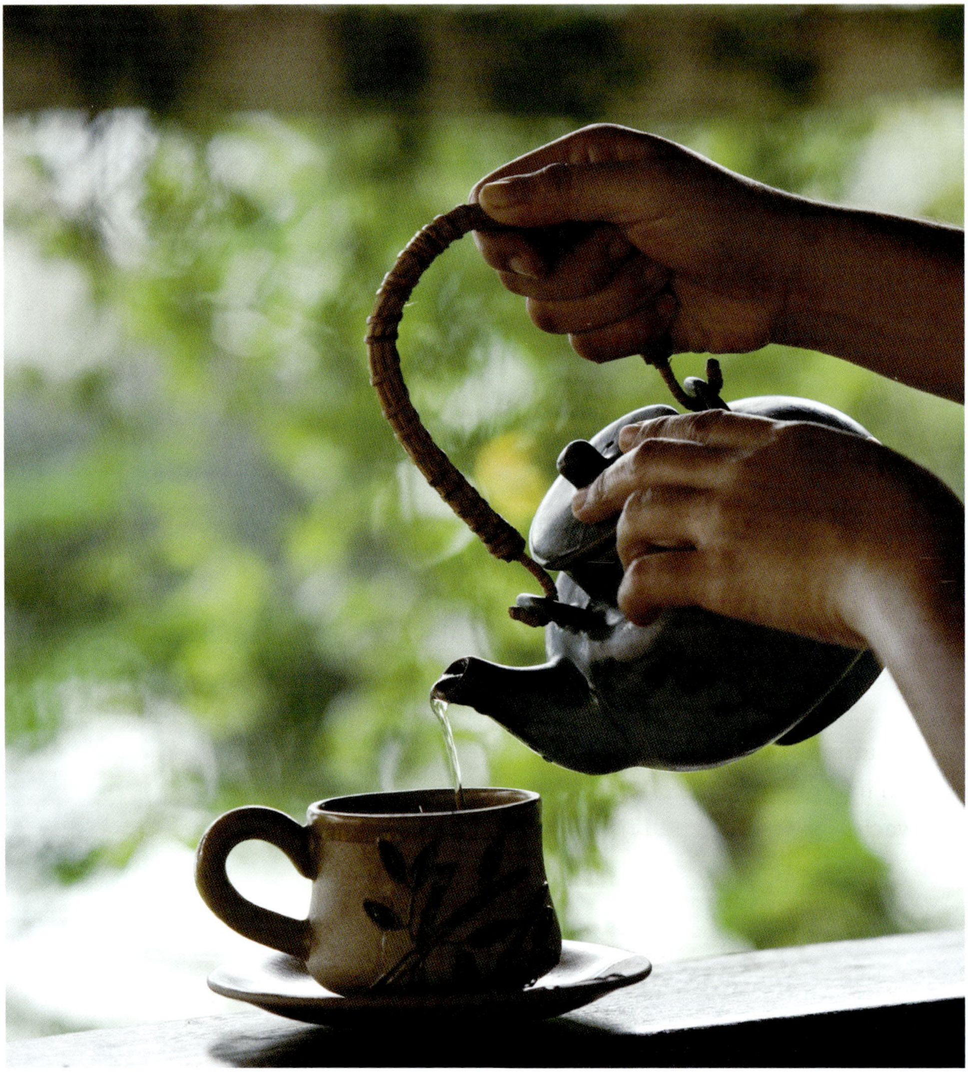

01

Einleitung

Tee-Trinken ist wieder modern geworden, und das nicht nur in der kalten Jahreszeit. Immer mehr Menschen finden ihre Liebe zum Tee vor allem wegen seines Geschmackes als Genussmittel und Durstlöscher.

DOCH ER KANN VIEL MEHR SEIN ALS BLOSS EIN GETRÄNK: Je nach verwendetem Pilz oder Kraut wirken heiße Aufgüsse bzw. Kaltwasserauszüge anregend, beruhigend, schleimlösend, entzündungshemmend, verdauungsfördernd oder entschlackend und die große Menge an gesundheitsfördernden sekundären Pflanzenstoffen erweist sich in der Therapie verschiedenster Krankheiten als besonders günstig.

Auf den folgenden Seiten geht es nicht um Tee im herkömmlichen Sinn, denn der Begriff darf streng genommen ausschließlich für Aufgüsse aus Pflanzenteilen der echten Teepflanze, die nicht in unseren Breiten wächst, verwendet werden. Hier geht es um heilsame Aufgüsse aus Pilzen, aus Küchen- und Wildkräutern, Wurzeln, Blüten und Blättern, die fast alle, teils unscheinbar, in unserer unmittelbaren Umgebung wachsen. Heimische Wildpflanzen gehen in Resonanz mit den Menschen eines Landes und einer Kultur und wirken daher in einer ganz anderen Weise als Pflanzen, die importiert, manipuliert und hochgezüchtet wurden. Aus diesem Grund werden in diesem Buch bis auf wenige Exoten fast ausschließlich bei uns wachsende Kräuter und Pilze beschrieben.

Hier geht es um heilsame Aufgüsse aus Pilzen, aus Küchen- und Wildkräutern, Wurzeln, Blüten und Blättern, die fast alle, teils unscheinbar, in unserer unmittelbaren Umgebung wachsen.

„Einem jeglichen Land wächst seine Krankheit selbst, seine Arznei selbst, sein Arzt selbst.“

(Paracelsus, Arzt und Naturforscher, 1493–1541)

Heilpflanzen können Krankheiten vorbeugen und heilen. Die Zubereitung eines Tees ist die einfachste Form, ein Naturheilmittel herzustellen, und die leichteste Möglichkeit, gesundheitsförderliche Stoffe zu sich zu nehmen. Dabei ist ein Heiltee als Arzneimittel und weniger als ein Alltagsgetränk oder Genussmittel zu betrachten. Gelegentlich fehlt dem heilsamen Heißwasseraufguss auch sein wohlschmeckendes Aroma: So mancher Tee schmeckt leicht bis intensiv bitter, säuerlich oder scharf. Möglichkeiten und Grenzen in der Anwendung von Naturheilmitteln zeigen uns, dass diese bedacht und sinnvoll eingesetzt werden müssen. Ihre heilmedizinische Wirkung darf nicht unterschätzt werden!

Es wird im Buch darauf eingegangen, welche Pflanzen und Pilze sich bei der Genesung von Krankheiten und der Anwendung im Tee bewiesen haben. Die Beschreibung der Heilpilze und Heilpflanzen ist bewusst kurz gehalten, um Ihnen vor allem eine gute Orientierung und einen kompakten Überblick zu ermöglichen. Die Einteilung der Kräuter zu den jeweiligen Beschwerden erfolgt aufgrund ihrer Eigenschaften und ihrer enthaltenen Wirkstoffe. Die meisten Zuordnungen basieren auf wissenschaftlichen Untersuchungen und Studien, die Heilwirkung mancher Wildkräuter stützt sich auf Erfahrungen der Volksmedizin. Nicht alle Kräuter lassen sich in ihrer Wirkung eindeutig zuordnen, manche Pflanzen sind wahre „Alleskönner" und decken mehrere Bereiche ab.

Vitalpilze wirken oft in viele Richtungen. Ihre Zubereitung als Extrakt bzw. Heißwasseraufguss ist bei uns noch relativ unpopulär, in vielen asiatischen Ländern und Kulturen hat diese Art der Anwendung jedoch schon eine lange Tradition.

„Alle Ding' sind Gift und nichts ist ohn' Gift; allein die Dosis macht, dass ein Ding kein Gift ist!"
(Paracelsus)

Heilende Tees sind eine Hilfe zur Selbsthilfe, vor allem bei leichteren Beschwerden und Wehwehchen. Schwerwiegende oder gar lebensbedrohliche Erkrankungen bzw. länger andauernde Symptome gehören immer in die Hand erfahrener Ärzte oder Heilkundiger. Mit Rücksprache des Mediziners können Teekuren dann unterstützend und begleitend zur schulmedizinischen Behandlung erfolgen.

Alle im Buch beschriebenen Heilwirkungen von Kräutern, auch die medizinische Anwendung von Pilzen als Heißwasserextrakte, wurden nach bestem Wissen und Gewissen sorgfältig recherchiert. Bitte beachten Sie, dass Naturheilmittel auch Nebenwirkungen haben können und es immer auf die richtige Dosierung ankommt:

02

Begriffsklärung Tee

Im Österreichischen Lebensmittelbuch, IV. Auflage 2015, wird Tee als ein heißes Aufgussgetränk bezeichnet, das ausschließlich aus den Blättern und Blattknospen der Teepflanze Camellia sinensis (siehe Seite 178) zubereitet wird. Alleine der Herstellungsprozess bestimmt, welche Teesorte beim Konsument ankommt. Dazu zählt insbesondere der Schwarztee, welcher fermentiert ist und nach dem üblichen Verfahren (Welken, Rollen, Oxidation, Trocknen) hergestellt wird.

Bekannte Anbaugebiete des Schwarztees sind Assam (Nordindien), Ceylon (Sri Lanka) und Darjeeling (Nordostindien). Earl Grey bezeichnet einen mit Bergamottöl aromatisierten Schwarztee.

Grüner Tee wird im Gegensatz zu Schwarzem Tee nicht oxidiert und hauptsächlich in Japan und China angebaut. Beim Weißen Tee werden die Blätter besonders schonend verarbeitet. Auch der Pu Erh, der Gelbe Tee und Uulong werden aus den Blättern der Teepflanze hergestellt.

Echte Tees verfügen alle über die anregende Wirkung des Koffeins.

Seit dem 18. Jahrhundert wird der Begriff „Tee“ im weiteren Sinne auch für den Aufguss aus anderen Pflanzen benutzt. Die verschiedensten Teile eines Gewächses verwendet man je nach Pflanze: Blätter, Wurzeln, Früchte, Knospen oder Blüten, und bezeichnet dies dann als Kräuter- oder Früchtetee.

Aufgüsse von Kräutern, Früchten und Gewürzen werden im österreichischen und deutschen Lebensmittelbuch unter dem Begriff „teeähnliche Erzeugnisse“ geführt.

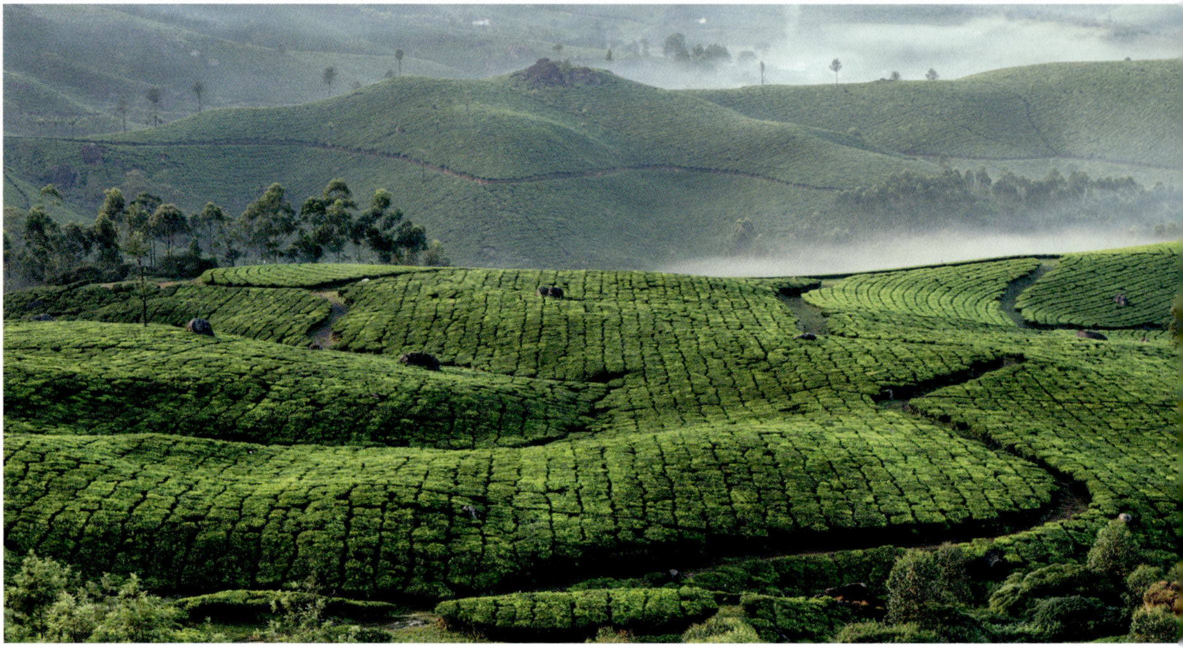

03

Teetrinken als Kulturgut

Teetrinken hat in vielen asiatischen Ländern eine lange Tradition, ist Teil der Kultur und Ausdruck eines Lebensgefühls. Man nimmt heute an, dass Teerituale im chinesischen Raum ihren Anfang genommen hatten.

China gilt als weltweit älteste Teekultur. Bereits 2000 v. Chr. wurden Heiltees als Medizin verabreicht. Die Chinesen entdeckten, dass mit heißem Wasser aufgebrühte Pflanzenteile bestimmte Wirkungen haben. Erst später entwickelte sich das Getränk zum Genussmittel. Eine alte Legende erzählt, dass der Tee zufällig entdeckt wurde, als dem chinesischen Kaiser beim Spaziergang durch seinen Garten einige Teeblätter in seine heiße Tasse Wasser fielen. Der Kaiser liebte diese durch Zufall entstandene Kreation und der Tee wurde zum Nationalgetränk. Neben Malerei und Lyrik zählte Teegenuss zum Kulturgut und in eigenen Teeritualen wird heute noch das Teetrin-

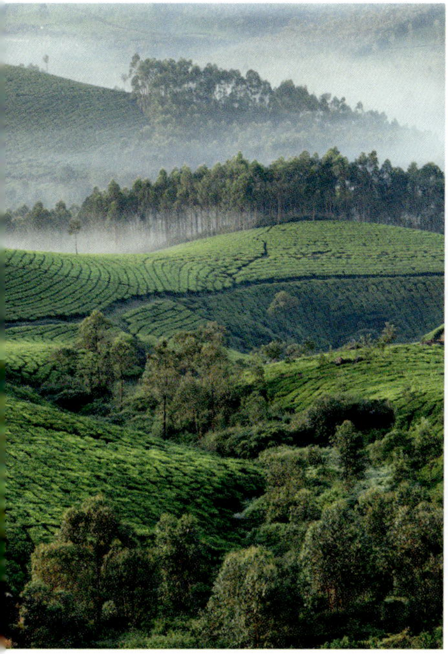

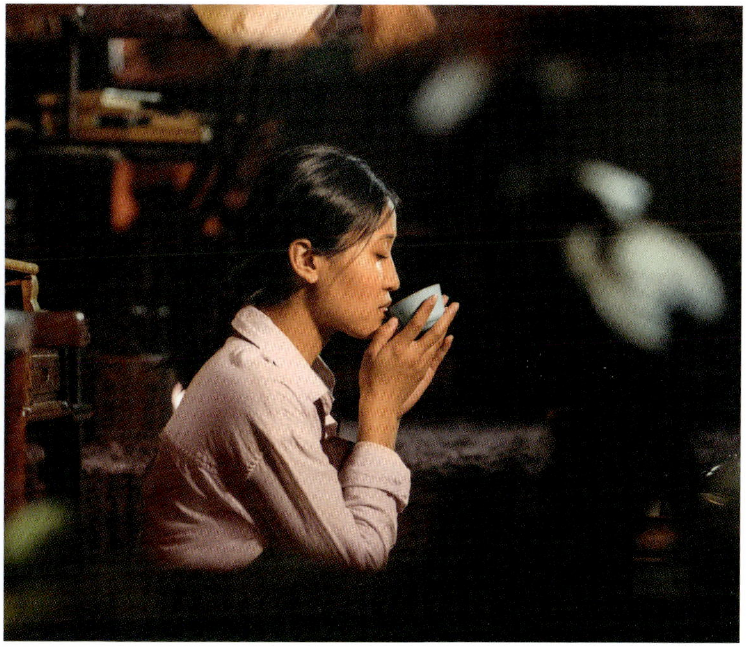

ken zelebriert. Dabei bedarf es eines eigens ausgebildeten Teemeisters, eines speziellen Teegeschirrs und eines geregelten Ablaufs. Für Chinesen ist das Teetrinken mit Ehre, Dankbarkeit und Wertschätzung verbunden. Tee wird als „Cha" (gesprochen: „Tscha") bezeichnet, man trinkt bevorzugt grünen Tee.

Für Chinesen ist das Teetrinken mit Ehre, Dankbarkeit und Wertschätzung verbunden.

Über China dürfte sich das Teeritual nach Japan ausgebreitet haben. Es ist heute mit dem Zen-Buddhismus eng verbunden und eine Tee-Zeremonie wird nach strengen Regeln und einem festgelegten Ablauf in typischen Teehäusern ausgeführt.

Im Tibet entwickelte sich ein ganz eigenes Getränk namens Buttertee. Aus Teepulver und Reiswasser gepresste Teeziegeln werden in Wasser gekocht, mit Butter und Salz verfeinert und anschließend getrunken.

Vermutlich kam der „echte" Tee einst über Handelswege von China in die Türkei. Eigene Teerituale haben sich auch hier entwickelt und es gehört zur türkischen Gastfreundschaft, seinen Gästen Tee anzubieten. In der Türkei wird schwarzer Tee heiß, mit viel Zucker, aber ohne Milch getrunken. Bekannt sind auch türkische Kräutertees, die in örtlichen Kräuterläden als pflanzliche Medikamente verkauft werden.

Als die ersten Teeblätter im 17. Jahrhundert nach Großbritannien importiert wurden, wusste man vorerst noch nicht, was man damit anfangen konnte. Großbritannien verdankt es seiner damaligen englischen Königin, dass der Tee Nationalgetränk wurde. Catharine, Frau von König Charles II., führte an ihrem Hof den Nachmittagstee („Afternoon Tea“) ein, ein Ritual, das bis heute zum britischen Leben und zur britischen Lebensphilosophie gehört. Echter Tee war damals ein teures Luxusgut, das sich nur der Adel leisten konnte. Erst mit dem Anbau von Teepflanzen in den eigenen Kolonien auf Sri Lanka und in Indien war Tee auch für die ärmere Bevölkerung erschwinglich. Die Bedeutung von Tee für die Briten zeigt folgendes Zitat von Churchill: „Für unsere Soldaten ist Tee wichtiger als Munition!“ (1942) Heute gibt es neben dem „Five o’clock Tea“ auch noch den „Breakfast Tea“ als festen Bestandteil im Tagesablauf der Briten. Tee wird zu einer Mahlzeit getrunken und in Großbritannien traditionell mit Milch verfeinert.

Die Geschichte zeigt uns, dass Heißwasseraufgüsse schon vor langer Zeit für medizinische Zwecke genutzt wurden und sich das genüssliche Tee-Trinken erst viel später als Ritual und Lebensphilosophie in der Gesellschaft etabliert hat. Der Übergang vom Genuss- oder Nahrungsmittel zum therapeutisch eingesetzten Naturheilmittel ist oft fließend. Ob als Durstlöscher oder zur Behandlung von Krankheiten getrunken, sollte uns in jedem Fall die Kraft der Teekräuter bewusst sein!

Die Geschichte zeigt uns, dass Heißwasseraufgüsse schon vor langer Zeit für medizinische Zwecke genutzt wurden und sich das genüssliche Tee-Trinken erst viel später als Ritual und Lebensphilosophie in der Gesellschaft etabliert hat.

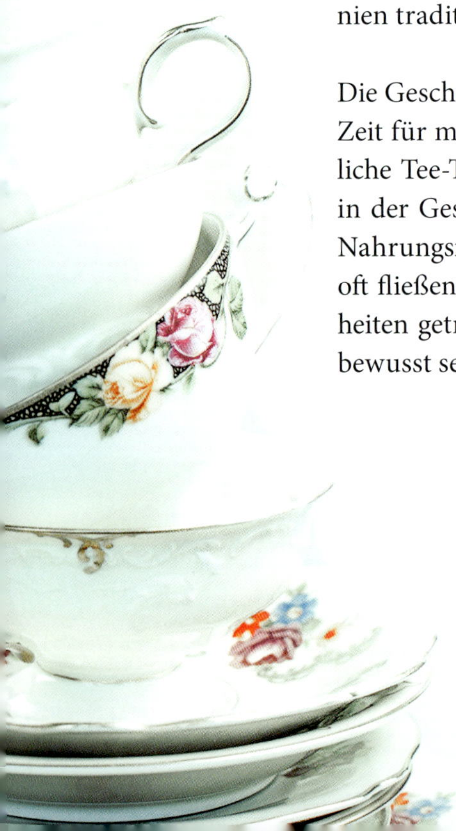

04

Vom Kraut zum Tee

Teebeutel oder loser Tee?

Im Handel wird Tee in verschiedenen Darbietungsformen angeboten: Loser Tee besteht aus ganzen getrockneten Blättern, Blüten und/ oder Stielen, während in Teebeuteln portionierter Tee feiner gemahlen wird. Portionierter Tee gibt im Wasser schneller seine Aromastoffe ab und ist für den Alltagsgebrauch praktisch, hat aber den Nachteil, dass er schon abgepackt ist und nicht individuell dosiert werden kann. Mögliche Fremdanteile (z. B. Kamillenkraut statt Blüten) können im verpackten Tee enthalten sein und unentdeckt bleiben.

Verwendete Samen von Fenchel, Anis oder Kümmel müssen immer frisch angestoßen werden, damit sie ihre volle Wirkung entfalten können. Ihre ätherischen Öle verflüchtigen sich innerhalb kurzer Zeit. Somit bleiben im portionierten Tee nur mehr wenige Wirkstoffe zurück.

So mancher Teeliebhaber schwört auf losen Tee, wenngleich dessen Zubereitung etwas aufwendiger ist.

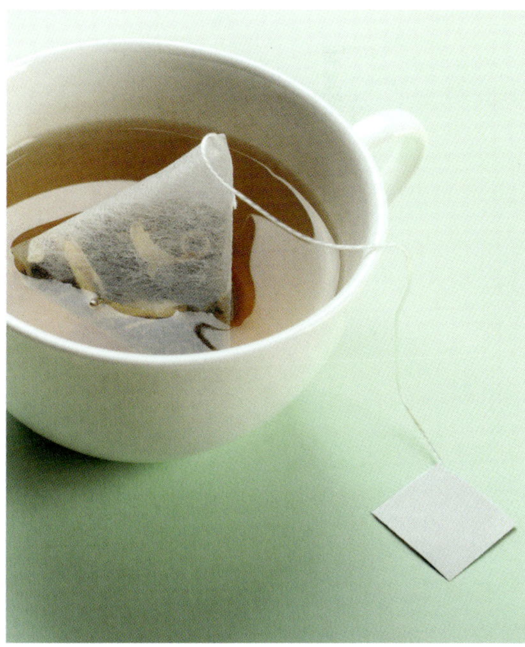

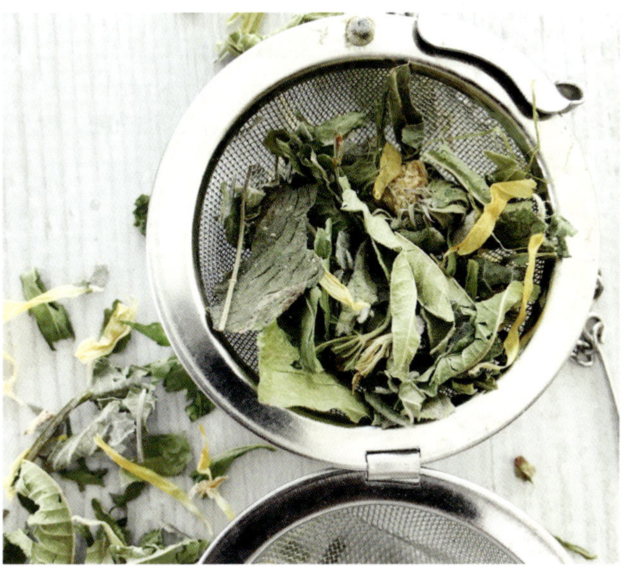

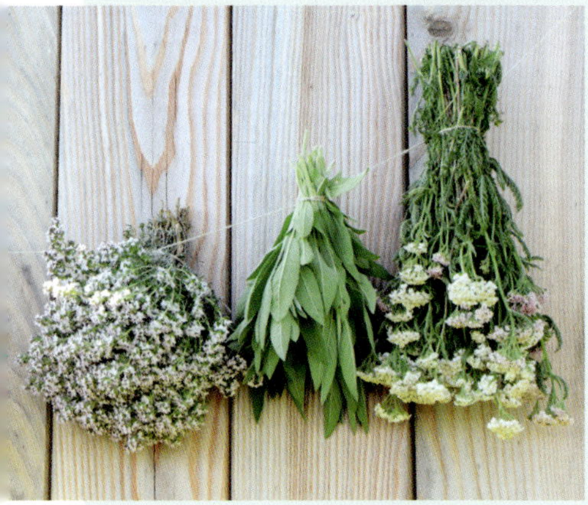

Sammeln, Trocknen und Aufbewahren der Teekräuter

Vielleicht haben Sie das Glück, dass die heilenden Zutaten für Ihre eigenen Teemischungen direkt vor Ihrer Haustüre, im Garten oder auf dem Balkon wachsen. Viele Schätze finden sich natürlich im Wald und auf der Wiese. Beim Sammeln von Wildkräutern sollten Sie aber einige Grundsätze beachten:

- Nur sammeln, was bekannt ist! Manche Pflanzen stehen unter Naturschutz und dürfen nicht gepflückt werden. Eine Verwechslung mit einem giftigen Doppelgänger muss ausgeschlossen werden.
- Nur auf sauberen Plätzen sammeln! Kräuter, die direkt neben einer Straße, neben einem Feld, wo gespritzt wird, oder auf Hundeplätzen wachsen, sind meist belastet bzw. verunreinigt.
- Nur an trockenen Tagen sammeln! Bester Sammelzeitpunkt für alle oberirdischen Teile ist der späte Vormittag, wenn der morgendliche Tau getrocknet ist und die Blüten geöffnet sind.Gesammelt wird jener Pflanzenteil, der sich gerade im Wachstum befindet oder die ganze Pflanzenkraft in sich trägt: Wurzeln werden im Frühjahr oder Herbst gegraben, Blüten immer zu Beginn der Blütezeit geerntet.
- Ein guter Sammler hinterlässt keine Spuren, begegnet der Natur mit Wertschätzung und nimmt nur so viel mit, wie er tatsächlich braucht!

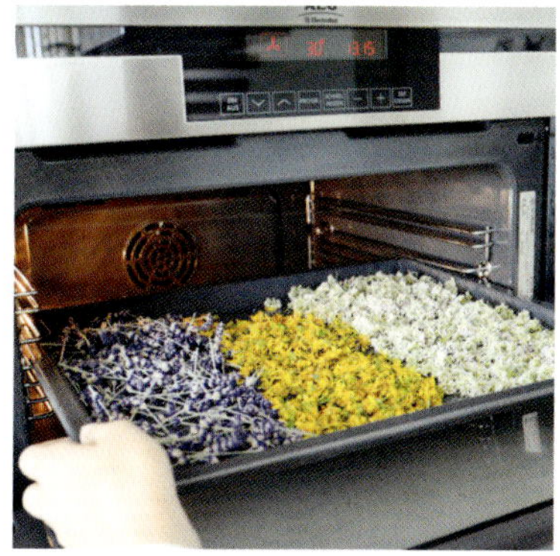

Wer keine Möglichkeit hat, seine Teekräuter selber zu sammeln, bzw. in der Pflanzenbestimmung unsicher ist, sollte lieber im Handel, bei Kräuterbauern oder in Apotheken das betreffende Kraut beziehen! Teedrogen sind auch dort einzeln oder in Teemischungen erhältlich. Die in Apotheken erhältlichen Kräuter müssen gewissen Anforderungen und Kontrollen sowie den gültigen Arzneibüchern entsprechen.

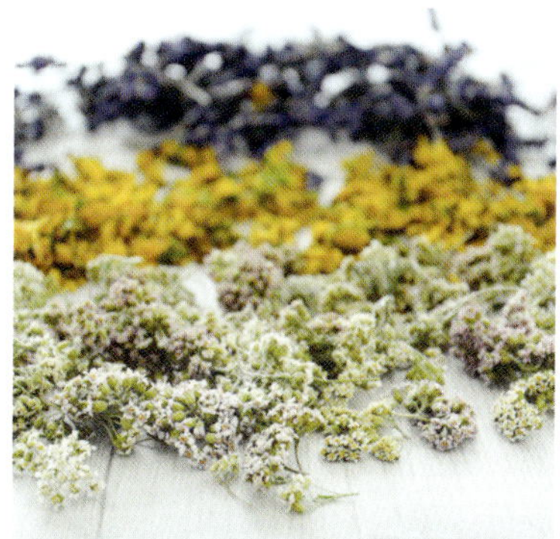

Die gesammelten Schätze können sowohl im Backrohr oder Dörrgerät bei 40 °C als auch im Schatten luftig getrocknet werden. Wenn sie beim Anfassen „knistern", sind sie trocken und werden dann in beschrifteten Behältnissen (Papiertüten, dunkle Glasgefäße, Teedosen) dunkel, trocken und dicht verschlossen aufbewahrt.

Heimische Kräuter lassen sich auch gut fermentieren. Bei diesem Prozess erhält man besondere Aromen, die dem Geschmack von Schwarz- oder Grüntee sehr nahekommen. Für die eigene Fermentation zuhause eignen sich Pfefferminze, Brennnessel oder Zitronenverbene genauso wie Himbeer-, Erdbeer- oder Johannisbeerblätter.

Heimische Kräuter lassen sich auch gut fermentieren.

Und so geht's:

1. Lassen Sie die gesammelten Blätter kurz antrocknen.
2. Dann werden sie mit Wasser besprüht und in eine Plastiktüte gelegt. Mit einem Nudelholz walkt man anschließend über die Blätter, bis der Zellsaft austritt.
3. Nun sollen die Blätter luftdicht verschlossen für ca. drei Tage fermentieren, bevor sie im Backrohr bei 40 °C fertig getrocknet werden.

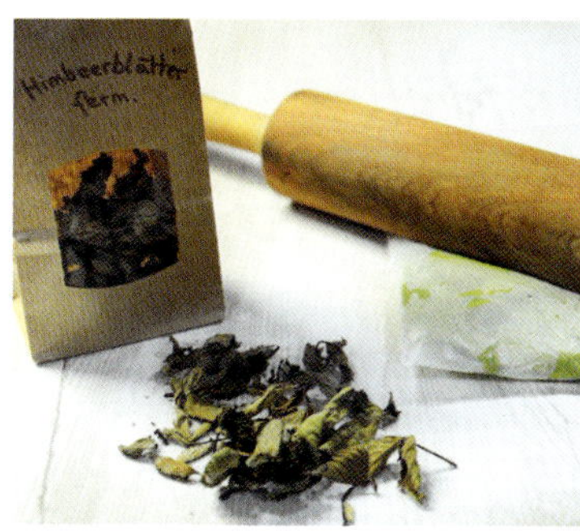

Die durchschnittliche Haltbarkeit für Kräuter ohne flüchtige Bestandteile beträgt drei Jahre, Kräuter mit leicht flüchtigen Bestandteilen (z. B. ätherischen Ölen) sollten nur ein Jahr gelagert werden. Mit dem Mörser angestoßene Früchte (Anis, Fenchel, Kümmel) verlieren nach drei Wochen Lagerzeit ihre Wirkung.

PFLANZENTEILE KÖNNEN NATÜRLICH AUCH GLEICH FRISCH FÜR DEN TEEAUFGUSS VERWENDET WERDEN. FRISCHE KRÄUTER VERSORGEN UNS MIT EINEM MAXIMUM AN ÄTHERISCHEN ÖLEN UND ANDEREN WERTVOLLEN INHALTSSTOFFEN!

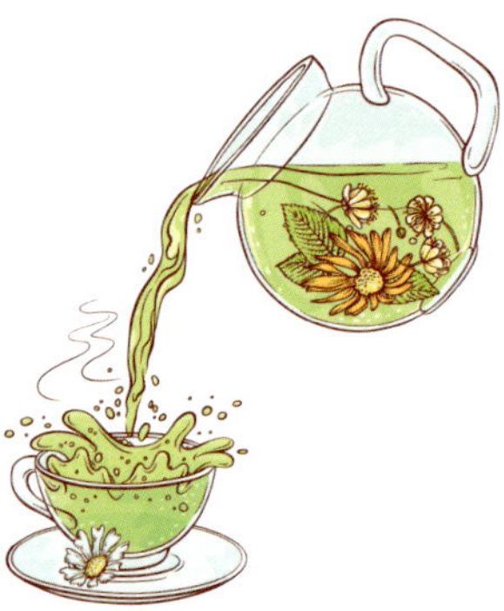

Tee-Zubereitung

Die richtige Tee-Zubereitung ist essentiell, damit die Kräuter ihr volles Aroma entfalten und die Heilkräfte der Pflanzen optimal genützt werden können.

Einige Grundsätze bezüglich Teemenge, Wasser, Art der Zubereitung und Ziehzeit sind zu beachten, wobei Sie bald selber herausfinden werden, wie der Tee Ihnen persönlich am besten schmeckt und wohltut.

DIE TEEKRÄUTER KÖNNEN DIREKT IN EINER TEEKANNE ODER EINEM ANDEREN GEFÄSS MIT KOCHENDEM WASSER ÜBERGOSSEN UND NACH DER ZIEHZEIT DURCH EIN SIEB ABGEGOSSEN WERDEN.

Bei dieser Methode entfalten sich Pflanzenteile, Aromen und Inhaltsstoffe am besten. Die Verwendung von Papierfiltern und Tee-Eiern ist in der Handhabung etwas einfacher und für den Alltagsgebrauch vielleicht praktischer.

In der Regel nimmt man pro Tasse einen Teelöffel getrocknetes Pflanzenmaterial, von frischen Pflanzen und Pilzen die doppelte Menge.

Die Qualität einer guten Tasse Tee hängt stark vom VERWENDETEN WASSER und der richtigen WASSERTEMPERATUR ab. Das Wasser sollte frisch, möglichst mineral- und sauerstoffhaltig sein und daher nur einmal aufgekocht werden. Destilliertes Wasser ist für die Tee-Zubereitung völlig ungeeignet.

Ich empfehle, das Wasser für den Aufguss nur ein Mal kurz aufzukochen und dann auf die gewünschte Temperatur (je nach Kraut 70–95 °C) abkühlen zu lassen.

Aufguss

DER AUFGUSS, auch Infus genannt, ist die einfachste und gebräuchlichste Form der Teezubereitung. 1–2 Teelöffel des Krautes und der Blüten werden mit 200 ml kochendem Wasser übergossen und 5–10 Minuten ziehen gelassen. Kräuter, die ätherische Öle beinhalten, lässt man zugedeckt ziehen, so dass sich wertvolle Stoffe nicht verflüchtigen können. Das Kondenswasser auf dem Deckel (mit den ätherischen Ölen) lässt man nach der Ziehzeit ins Teewasser tropfen. Danach seihen Sie die Pflanzenteile ab.

Kaltwasserauszug oder Mazeration

Manchmal brüht man den Tee nicht klassisch mit heißem Wasser auf, sondern macht einen KALTWASSERAUSZUG ODER EINE MAZERATION. Diese Art der Zubereitung wird besonders bei schleimigen Pflanzen, Wurzeln oder Pflanzen mit hohem Gehalt an ätherischen Ölen angewandt. Hierfür übergießt man das Kraut mit kaltem Wasser, lässt es je nach Pflanze 3–12 Stunden (am besten über Nacht) ziehen und wärmt es dann nur leicht an oder trinkt den Tee kalt. Auch wenn man bestimmte unerwünschte Inhaltsstoffe nicht mit extrahieren möchte (z. B. Gerbstoffe), eignet sich der Kaltauszug. Bitte beachten Sie, dass eventuell vorhandene Keime durch die fehlende Abkochung nicht reduziert werden und der Kaltwasserauszug innerhalb weniger Stunden aufgebraucht werden soll!

Absud

EIN ABSUD, auch Abkochung oder Dekokt genannt, wird zur Extraktion der Inhaltsstoffe von starken Blättern, dicken Stängeln, Früchten, Pilzen und Wurzeln angewendet. Hierfür gibt man die Pflanzenteile in kaltes Wasser, bringt sie zum Kochen und lässt sie 10–30 Minuten zugedeckt köcheln, dann seiht man ab. Bei dieser Art der Zubereitung findet die größte Keimreduzierung statt.

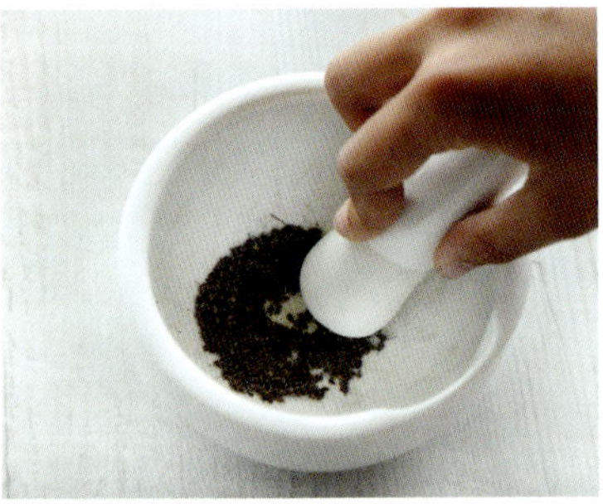

Kümmel, Anis und Fenchel werden vor der Tee-Zubereitung mit dem Mörser angestoßen. Erst dann können die ätherischen Öle ihre volle Wirkung entfalten.

Die Ziehzeit richtet sich nach der Art der verwendeten Pflanzenteile, nach der Wassertemperatur und Menge der Kräuter, nach der erwünschten Wirkung und natürlich nach den persönlichen Vorlieben.

Grundsätzlich gilt:
Je länger die Ziehdauer, desto intensiver wird der Geschmack.

Tee trinkt man am besten ungesüßt, Hustentees kann man mit Honig verfeinern, aber Achtung: Honig ist ein heilkräftiges Süßungsmittel, verliert allerdings seine Wirkstoffe, wenn er über 40 °C erhitzt wird!

Ein Kräuteraufguss sollte nach Möglichkeit frisch getrunken werden. Steht der Tee mehr als 12 Stunden, bekommt er meist einen bitteren Geschmack und die Zahl der Keime steigt an.

TEEMISCHUNGEN

Je nach erwünschter Heilwirkung oder persönlichen Geschmacksvorlieben werden verschiedene Pflanzenteile miteinander kombiniert. Beim Mischen der Drogen sind einige Regeln zu beachten:

1. Verwenden Sie nur 1–3 Hauptkräuter (=Basismittel).
2. Ein Adjuvans oder Begleitmittel unterstützt die Heilwirkung des Basismittels.
3. Wohlschmeckende Kräuter (z. B. Melisse, Pfefferminze) verbessern den Geschmack der Teemischung (=Korrigens).
4. Schmuckdrogen (=Konstituens) werden nur für die optische Darbietung verwendet (z. B. Kornblume, Ringelblume).
5. Die Zubereitungsart (Aufguss, Kaltwasserauszug, Absud) ist je nach verwendeten Pflanzenteilen einzuhalten. Bei Teegemischen entscheidet das Basismittel.

IN DER REGEL BESTEHEN TEEMISCHUNGEN AUS ZWEI BIS FÜNF, HÖCHSTENS SIEBEN UNTERSCHIEDLICHEN BESTANDTEILEN.

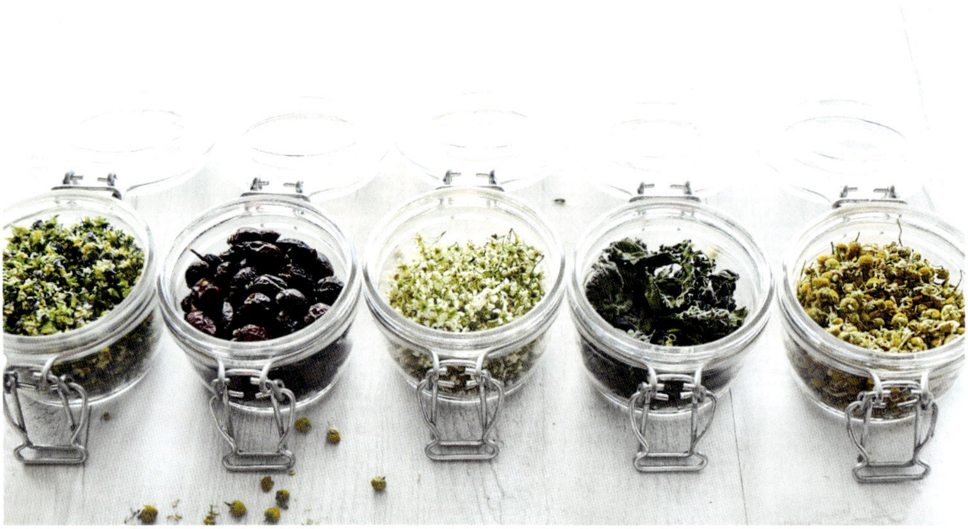

05 Tee und Gesundheit

Erfahrungsmedizin und Wissenschaft

Wir können davon ausgehen, dass die Heilwirkung von Pflanzen und Pilzen bereits vor Jahrtausenden genutzt wurde. Dies bezeugen Werke im alten China, in denen schon 2900 v. Chr. Pflanzen wie etwa Hanf, Salbei oder Fenchel als Heilmittel beschrieben worden sind. Auch in Indien, im alten Ägypten, in Griechenland und im arabischen Raum hat dieses Wissen eine lange Tradition.

Während man sich früher mehr auf die Erfahrung, die Beobachtung, die Vorfahren und die eigene Intuition verlassen hatte und Tees als bewährte Hausmittel eingesetzt wurden, werden heute immer mehr Pflanzen wissenschaftlich untersucht und deren Heilwirkung bestätigt.

Neuere Untersuchungen zeigen, dass Pflanzen wahre Wirkstoff-Wunderwerke sind.

Neuere Untersuchungen zeigen, dass Pflanzen wahre Wirkstoff-Wunderwerke sind und viele chemische Stoffe wie ätherische Öle, Bitter- und Gerbstoffe, Glykoside, Flavonoide, Kieselsäure, Phythohormone und natürlich auch Vitamine und Mineralstoffe enthalten. In der Zukunft werden bestimmt noch etliche, heute unerforschte und unbekannte Inhaltsstoffe dazukommen. Manche Bestandteile kennt man gegenwärtig schon sehr genau und weiß auch, dass die Zusammensetzung je nach Standort und klimatischen Bedingungen variieren kann. Oft entsteht die Heilkraft erst durch das komplexe Zusammenspiel aller verfügbaren Inhaltsstoffe. Dass natürlich gewachsene Wildpflanzen nicht immer die gleiche Quantität und Qualität an Inhaltsstoffen besitzen und mit anderen Substanzen zusammenwirken, macht es den Wissenschaftlern nicht leicht. Außerdem ist die Durchführung von klinischen Forschungen ein aufwendiges Verfahren, für das erst ein Gönner und Geldgeber gefunden werden muss. Aus diesem Grund sind groß angelegte Studien zur Heilkraft von Tees rar. Aber es gibt sie! Einige Kräuter, besonders jene aus kontrolliertem Anbau, und deren Wirkungen wurden schon sehr gut wissenschaftlich erforscht, mit dem Ergebnis, dass sich die jahrhundertalte Erfahrungsmedizin mit den neuen Forschungsergebnissen sehr oft deckt und verbindet.

Dass natürlich gewachsene Wildpflanzen nicht immer die gleiche Quantität und Qualität an Inhaltsstoffen besitzen und mit anderen Substanzen zusammenwirken, macht es den Wissenschaftlern nicht leicht.

Tatsächlich zeigen uns zahlreiche Untersuchungen von Arzneipflanzen, dass wir durch regelmäßigen Teegenuss eine Verbesserung des Wohlbefindens und der Gesundheit sowie eine gute Prävention für unterschiedliche Erkrankungen erreichen können.

Zum Beispiel kann das Trinken von Grüntee mit seinem Wirkstoff EGCG (Epigallocatechingallat) nachweislich das Risiko für kardiovaskuläre Erkrankungen, Zahnfleischerkrankungen, Alzheimer, Krebs (vor allem Prostatakrebs) senken und auch eine Verbesserung des Hautbildes sowie eine Sonnenschutzwirkung der Haut bewirken (Untersuchung Prof. Dr. Ulrike Heinrich, Institut für Experimentelle Dermatologie, Universität Witten/Herdecke, 2014). Außerdem verstärkt Grüntee die Wirkung von Antibiotika.

Der hohe Polyphenolanteil im echten Tee kann jedoch auch die Eisenaufnahme aus pflanzlichen Lebensmitteln behindern und ist daher bei Blutarmut (Anämie) zu vermeiden.

So hat jeder Tee seine positiven Wirkungen, aber bei übermäßigem Genuss auch seine Nebenwirkungen.

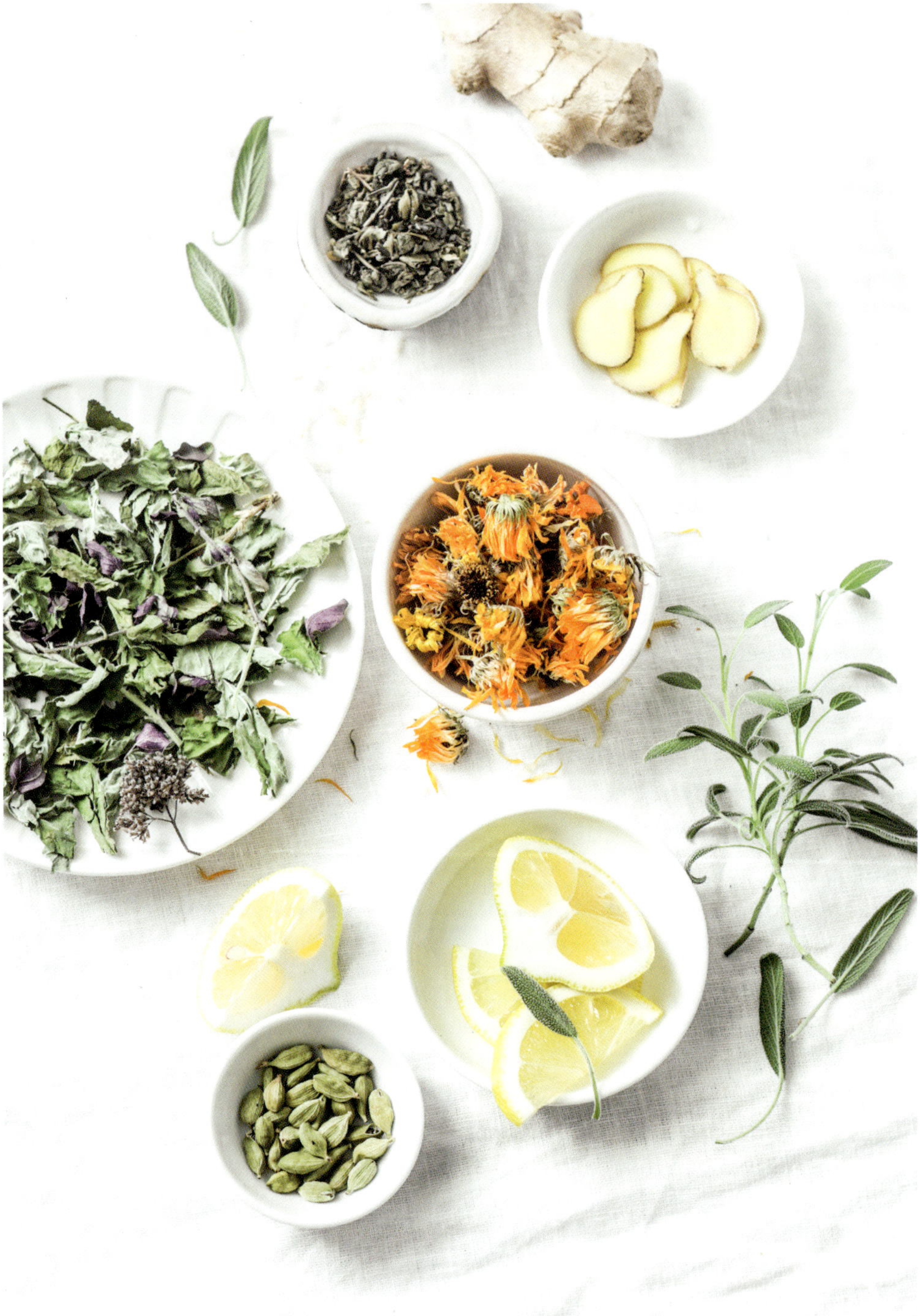

Pflanzliche Inhaltsstoffe und ihre Wirksamkeit

Jedes Kraut bildet neben Kohlenhydraten, Proteinen, Fetten, Ballaststoffen, Vitaminen und Mineralstoffen auch Bestandteile, die wir als sekundäre Pflanzenstoffe kennen. Solche Substanzen, die die Pflanzen aus purem Eigennutz (Schutz vor Insektenfraß, Anlockung von Insekten, Schutz vor UV-Strahlung …) bilden, haben für uns Menschen große gesundheitsförderliche und medizinische Bedeutung. Diese Pflanzeninhaltsstoffe variieren je nach Pflanzenart, Standort der Pflanze, Bodenbeschaffenheit, Sonneneinstrahlung, aber auch je nach Jahres- und Tageszeit.

Man schätzt heute, dass es 80 000–100 000 verschiedene sekundäre Pflanzenstoffe gibt.

Man schätzt heute, dass es 80 000–100 000 verschiedene sekundäre Pflanzenstoffe gibt. Viele sind noch nicht identifiziert, in ihrer chemischen Zusammensetzung noch nicht ausreichend untersucht und ihre Wirkungen noch nicht genau geprüft. Einige Stoffe wiederum werden bereits synthetisch hergestellt und verkauft. Allerdings scheinen manche isolierte Pflanzeninhaltsstoffe nicht dieselbe Wirkung zu haben wie im Komplex eingenommen. Demnach scheint es wichtig zu sein, dass Bestandteile mit anderen Inhaltsstoffen in einer Wechselwirkung stehen, so wie wir dies auch in der Natur vorfinden. Nur wenn ein einzelner Inhaltsstoff gleich wirksam ist wie der ganze Komplex, sprechen die Pharmazeuten von einem wirksamkeitsbestimmenden Inhaltsstoff (z. B. Silymarin in der Mariendistel).

Bei pflanzlichen Arzneimitteln aus der Apotheke garantieren eine standardisierte Herstellung und Qualitätsprüfungen einen gewissen Anteil an wirksamen Inhaltsstoffen.

Um Wirkstoffe aus den Kräutern, Wurzeln und Pilzen zu extrahieren, werden Auszugsmittel wie Wasser, Ethanol oder Öl verwendet. Bei der Teezubereitung können vor allem polare Inhaltsstoffe, also Substanzen, die wasserliebend sind, aus dem Wasser herausgezogen werden.

Die folgende Tabelle zeigt einige sekundäre Pflanzenstoffe und ihre pharmakologische Wirkung. Diese Information dient zum besseren Verständnis, da in den Pflanzensteckbriefen auch einige typische Inhaltsstoffe angeführt sind.

INHALTSSTOFFE	WIRKUNG	VORKOMMEN
Alkaloide	wirken stark auf Botenstoffe in unserem Nervensystem, sind zum Teil stark giftig, aber auch stark wirksam	Huflattich, Borretsch, Passionsblume, Baldrian
Anthrachinone	wirken abführend	Sennes, Rhabarber
Ätherische Öle (z. B. Terpene, Phenylpropane)	wirken appetitanregend, verdauungsfördernd, antibakteriell, durchblutungsfördernd und regen die Bronchialsekretion an	Thymian, Rosmarin, Kamille, Pfefferminze, Kümmel, Anis, Fenchel, Salbei, Kurkuma, Ingwer
Bitterstoffe	wirken appetitanregend, regen Speichel, Magen- und Gallensaft an und wirken verdauungsfördernd	Löwenzahn, Schafgarbe, Gänseblümchen, Hopfen, Tausendgüldenkraut, Wermut, Salbei
Carotinoide	wirken krebshemmend, immunstimulierend, schützen vor Herz-Kreislauferkrankungen	Löwenzahn
Flavonoide	wirken stark antioxidativ, manche Flavonoide haben östrogenähnliche Eigenschaften, manche wirken harntreibend, viele sind entzündungshemmend	Schale von Beeren, Birkenblätter, Kamille, Ginkgoblätter, Hagebutte, Goldrute, Holunderblüten, Tausendgüldenkraut
Gerbstoffe	wirken adstringierend (zusammenziehend) und schleimhautschützend, auch entzündungshemmend	Schwarzer Tee, Brombeere, Eibisch, Linde, Salbei, Lungenkraut, Birke, Spitzwegerich
Glykoside	wirken abführend oder durchblutungsfördernd oder positiv auf Herz und Kreislauf	Weißdorn, Schlüsselblume, Veilchen, Ginkgo, Weißdorn

INHALTSSTOFFE	WIRKUNG	VORKOMMEN
Harze	wirken desinfizierend und entzündungshemmend	Zistrose, Lärchenschwamm
Kieselsäure	wirkt entzündungshemmend, festigt Knochen und Bindegewebe	Echtes Labkraut, Ackerschachtelhalm
Phytosterine	senken den Cholesterinspiegel	Frauenmantel, Johanniskraut, Igelstachelbart
Phytoöstrogene	wirken ausgleichend und stimulierend bei Menstruationsbeschwerden und Wechselbeschwerden	Johanniskraut, Rotklee, Hopfen, Schafgarbe, Frauenmantel
Phenolsäure	schützt vor Infektionen, wirkt antioxidativ und schützt vor Krebs	rote Trauben (Holunderbeeren)
Polysaccharide	wirken immunverstärkend und nehmen Einfluss auf den Stoffwechsel	Vitalpilze: Reishi, Igelstachelbart, Maitake
Saponine	wirken als natürliches Antibiotikum, besitzen schleimlösende Eigenschaften, beugen Krebs vor und senken den Cholesterinspiegel	Goldrute, Königskerze, Lungenkraut, Quecke, Schlüsselblume, Veilchen, Süßholzwurzel, Efeu
Schleimstoffe	schützen die Schleimhaut, wirken reizmindernd, schleimlösend, entzündungshemmend	Spitzwegerich, Süßholz, Lindenblüten, Huflattich, Wilde Malve, Eibisch, Lungenkraut, Königskerze

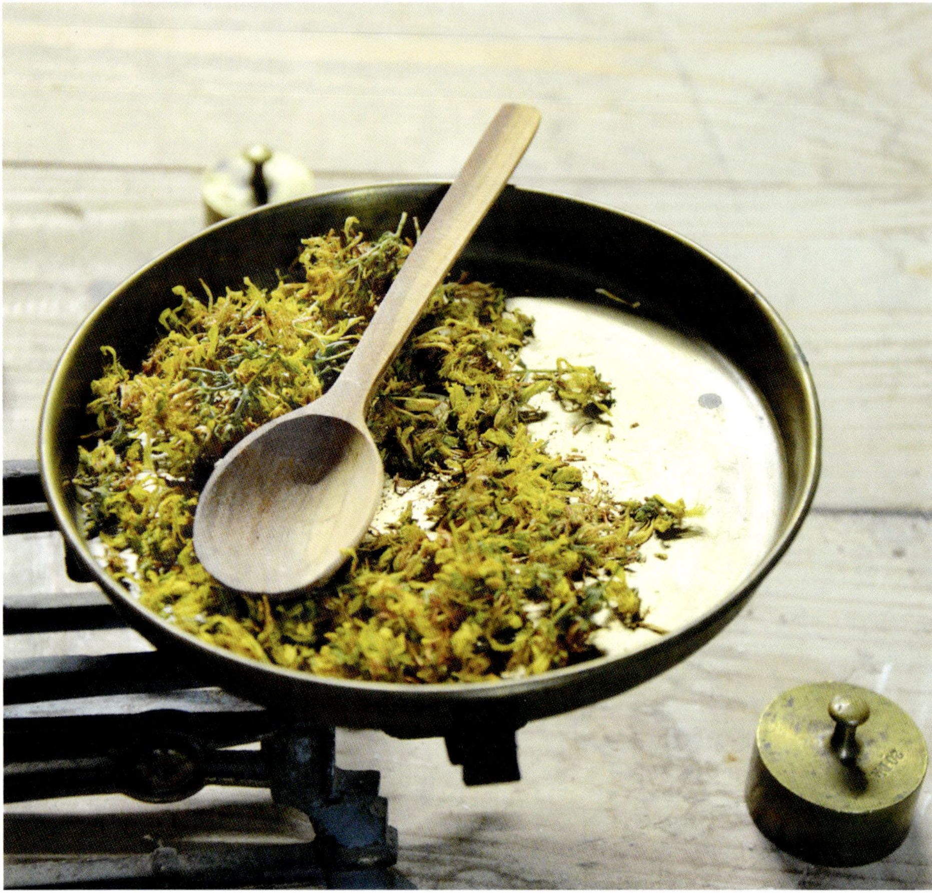

Heiltees als Arzneimittel

Heiltees sollten stets richtig dosiert und zubereitet werden.

Die grüne Apotheke bietet eine reiche Auswahl an Heilstoffen, die uns beim Gesundbleiben und Gesundwerden unterstützen und in Form von Tees unserem Körper schonend, günstig und ohne viel Aufwand zugeführt werden. Heiltees sind dabei immer als sanfte Arzneimittel zu sehen und sollten stets richtig dosiert und zubereitet werden. Auch pflanzliche Arzneimittel haben Nebenwirkungen und können Wechselwirkungen mit anderen Stoffen aufweisen.

Für eine Teekur brauchen Sie Zeit und Disziplin.

- Um eine gewünschte Heilwirkung zu erreichen, trinken Sie regelmäßig den Teeaufguss von einem bestimmten Kraut. Eine Teekur dauert immer 3–6 Wochen ohne Unterbrechung. Üblicherweise trinkt man 3 Tassen Tee pro Tag. Möchte man nach dieser Zeit die Kur fortsetzen, sollte eine zweiwöchige Pause eingehalten werden. Durch diese Pause werden unerwünschte Langzeitwirkungen verhindert und der Tee verliert nicht an Wirksamkeit, weil sich der Körper daran gewöhnt hat.
- Der Heiltee wirkt besser, wenn er nicht unmittelbar vor oder nach dem Essen getrunken wird.
- Besonders bei Erkrankungen der Atemwege, des Verdauungssystems, der Nieren und Harnwege, des Herz-Kreislaufsystems, bei den sogenannten Frauenleiden, bei manch seelischem Leid und beim Entschlacken und Anregen des Stoffwechsels erweisen sich Teekuren als große Hilfe.

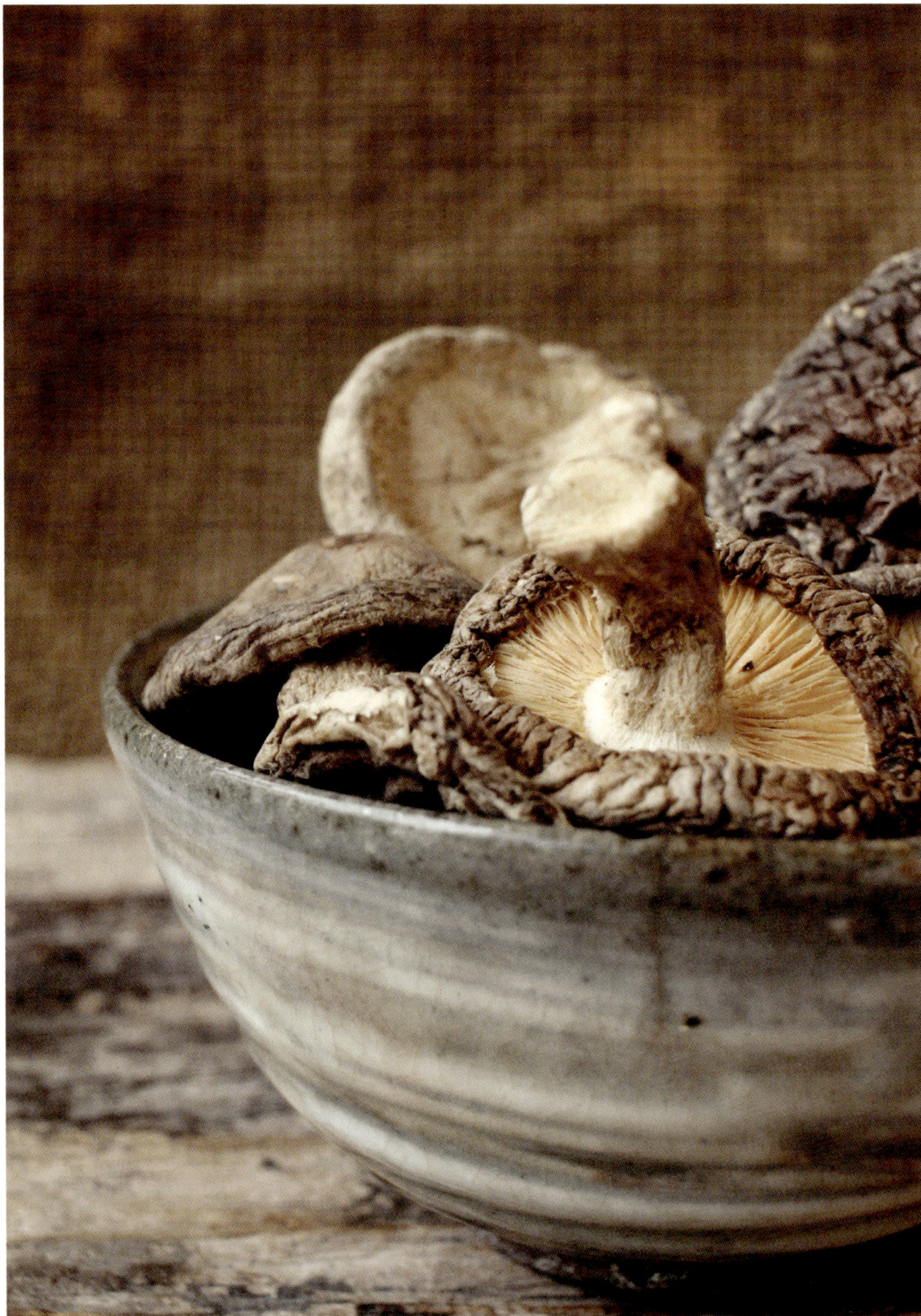

06

Teezubereitung mit Vitalpilzen

Bestimmt war es damals ein beschwerlicher Weg von Italien über die Alpen nach Österreich. Der als Gletschermumie bekannt gewordene Ötzi, der sich vor über 5000 Jahren auf Wanderschaft begab, hatte nur eine spärliche Ausrüstung bei sich. Und die beiden Pilze, die der Steinzeitmensch an seinem Körper trug, gaben den Wissenschaftlern vorerst Rätsel auf. Inzwischen vermutet man, dass Ötzi den Birkenporling medizinisch nutzte und mit dem Zunderschwamm Blutungen stoppen konnte.

Bei uns in Europa ist die Heilkraft von Pilzen schon fast in Vergessenheit geraten.

Bei uns in Europa ist die Heilkraft von Pilzen schon fast in Vergessenheit geraten, erst in den letzten Jahren gewinnt dieses Wissen wieder an Bedeutung und die zunehmende Anzahl von wissenschaftlichen Untersuchungen und Studien zeigt das große Potential von Heilpilzen.

Im asiatischen Raum dagegen hat die Einnahme von Vitalpilzen für medizinische Zwecke eine lange Tradition. Sie gehören nachweislich zu den ältesten verwendeten Heilmitteln.

Viele Heilpilze enthalten Stoffe,

- die das Wachstum von Krebszellen hemmen,
- die Enzyme bilden, die Giftstoffe spalten und umwandeln,
- die das körpereigene Immunsystem stärken und stimulieren,
- die antioxidativ wirken und
- die die Ausschüttung von Stresshormonen regulieren.

Pilze enthalten eine hohe Konzentration an komplexen Wirkstoffen wie Terpene, Triterpene und Sterole, Polyphenole, Polysaccharide, Chitin, Enzyme und viele mehr. All diese Inhaltsstoffe nehmen Einfluss auf den menschlichen Körper, regen bestimmte Prozesse an und verfügen somit über ein unglaubliches medizinisches Potential.

Adaptogene bringen den Körper ins Gleichgewicht. So hat zum Beispiel ein und derselbe Pilz die Fähigkeit, auf das Nervensystem anregend oder beruhigend zu wirken.

Eine ihrer Besonderheiten ist die Wirkung von Adaptogenen. Dies bedeutet, dass sie sich dem Organismus anpassen, ein Zuviel oder Zuwenig entsprechend ausgleichen können und auf das reagieren, was unser Körper gerade braucht. Adaptogene bringen den Körper ins Gleichgewicht. So hat zum Beispiel ein und derselbe Pilz die Fähigkeit, auf das Nervensystem anregend oder beruhigend zu wirken. Er kann ein schwaches Immunsystem stärken, aber auch ein zu aktives körpereigenes Abwehrsystem (Allergien, Autoimmunerkrankungen) drosseln.

Besonders bei der Behandlung von Krebserkrankungen schüren Vitalpilze Hoffnung, wenngleich Pilze keine Allheilmittel gegen Krebs sind. Aber sie sind auch nicht wirkungslos und deshalb als komplementäre Medizin begleitend zur konventionellen Krebstherapie sinnvoll.

Obwohl bei uns noch relativ ungebräuchlich, kennt die TCM (Traditionelle Chinesische Medizin) zahlreiche Beispiele für Heißwasseraufgüsse und Tees aus Vitalpilzen. Sehr erfolgreich werden sie zur Behandlung von Erkrankungen und zur Aufrechterhaltung der Gesundheit eingesetzt. Durch die Hitze werden die Zellwände der getrockneten Fruchtkörper aufgebrochen und so viele wertvolle Inhaltsstoffe dem menschlichen Körper verfügbar gemacht. Bei dieser Art der Zubereitung werden besonders die wasserlöslichen Bestandteile wie Polysaccharide, B-Vitamine oder Mineralstoffe des Pilzes extrahiert.

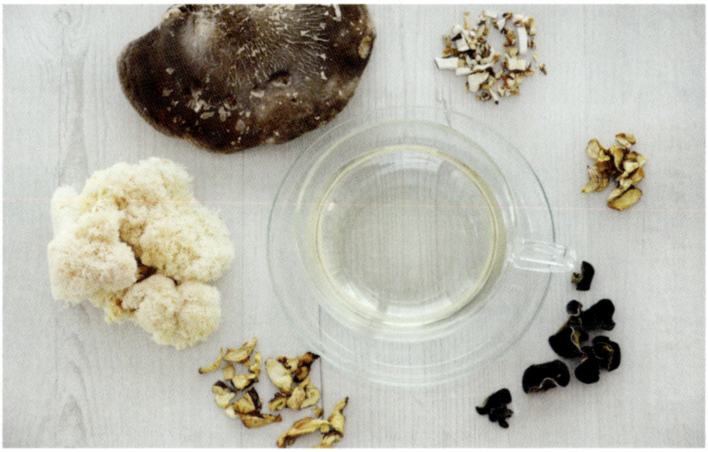

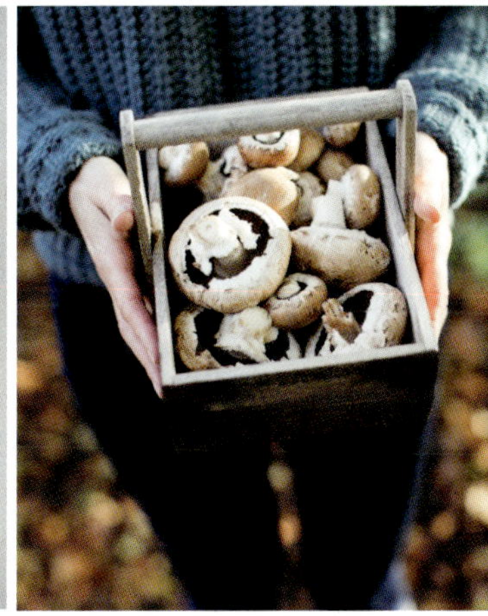

Nur Pilze nehmen, die man genau kennt!

Bei der Wildsammlung entnimmt man die möglichst frischen Vitalpilze meist von Bäumen und Totholz. Nur Pilze nehmen, die man genau kennt! Bitte keine Pilze von bereits stark vermoderten Stämmen entnehmen, da deren Wirkstoffgehalt wahrscheinlich schon stark abgenommen hat! Außerdem sammelt man in unbelasteten Gebieten.

Die heilkräftigen Funde schneidet man in möglichst kleine Stücke und trocknet sie im Backofen oder Dörrapparat. Die Pilzstücke müssen vollständig trocken sein, da sie sonst leicht schimmeln. Eine weitere Zerkleinerung kann in einer Kaffeemühle erfolgen. Je kleiner die Pilzstücke sind, umso besser können sich die Wirkstoffe im Teewasser entfalten.

Für den Fall, dass Sie bei Ihrer Pilzwanderung erfolglos waren oder in der Pilzbestimmung unsicher sind, rate ich Ihnen, die Vitalpilze über den Fachhandel zu beziehen. Mittlerweile gibt es in Mitteleuropa zahlreiche Unternehmen, die sich auf den Anbau und den Vertrieb von Pilzen spezialisiert haben und auch kompetente Beratung anbieten. Achten Sie beim Kauf auf kontrollierten Anbau mit Biozertifizierung! Weiters haben Sie die Möglichkeit, Vitalpilze in sogenannten „Growkits“ oder beimpften Baumstämmen zu erwerben, so dass diese direkt in ihrem Garten wachsen und geerntet werden können.

Für die Zubereitung sind zwei Möglichkeiten gebräuchlich:

1. Beim **Kaltwasserauszug** lässt man einen Teelöffel Pilze oder Pilzpulver pro Tasse Wasser über Nacht ziehen. Am nächsten Morgen noch 15–20 Minuten leicht köcheln lassen.
2. Bei der zweiten Variante der Zubereitung **köchelt** man den Pilz mindestens 60 Minuten lang im Wasser, bevor man ihn abseiht und trinkt.

Pilze lassen sich gut mit anderen Kräutern und Wurzeln wie zum Beispiel Pfefferminze oder Ingwer mischen, vor allem wenn man den Geschmack verbessern möchte.

Bei schweren Erkrankungen werden bis zu 3 Tassen täglich (am besten zu den Mahlzeiten) empfohlen. Die kurmäßige Anwendung erfolgt über mehrere Monate mit zweiwöchigen Unterbrechungen alle drei Monate. Bei leichteren Beschwerden trinkt man den Tee nur für einige Tage.

Vitalpilze sind im Allgemeinen frei von schädlichen Nebenwirkungen, allerdings kann es in Einzelfällen zu allergischen Reaktionen kommen. Verwendet man einen Pilz zum ersten Mal, sollte man daher zunächst mit einer kleinen Menge die Verträglichkeit und Wirkung testen (Dies gilt im Übrigen auch für neue Kräuter und Nahrungsmittel).

Aufgrund fehlender Daten wird in der Schwangerschaft und Stillzeit von der Einnahme von Heilpilzen abgeraten.

In der Schwangerschaft und Stillzeit wird von der Einnahme von Heilpilzen abgeraten.

Diese heimischen Pilze eignen sich für die Teezubereitung:

- Austernseitling (*Pleurotus ostreatus*)
- Birkenporling (*Fomitopsis betulina*)
- Glänzender Lackporling (*Reishi, Ganoderma lucidum*)
- Igelstachelbart (*Hericium erinaceus*)
- Judasohr (*Auricularia auricula judae*)
- Klapperschwamm (*Maitake*)
- Lärchenschwamm (*Laricifomes officinalis*)
- Schiefer Schillerporling (*„Chaga“, Inonotus obliquus*)
- Schmetterlingstramete (*Trametes versicolor*)
- Shiitake (*Lentinula edodes*)
- Echter Zunderschwamm (*Fomes fomentarius*)

Die Pilze sind in ihrer Heilwirkung sehr vielseitig, wurden jedoch im Buch nur einem Beschwerdebild zugeordnet. Nichtsdestotrotz sind sie bei allen angeführten Beschwerden wirksam.

Kombucha, auch unter „Teepilz“ bekannt, gilt als Elixier der Unsterblichkeit. Das Getränk, das im asiatischen Raum seit über 2000 Jahren getrunken wird, steckt nicht nur voller Teekräuter, sondern auch voller Geheimnisse. Wissenschaftliche Studien konnten bislang keine gesundheitsvorbeugende Wirkung nachweisen, wenngleich Kombucha-Anhänger auf seine wohltuenden, verdauungsfördernden und hautverbessernden Wirkungen schwören. Auch er wird nachfolgend als „Teepilz“ beschrieben.

Kombucha gilt als Elixier der Unsterblichkeit.

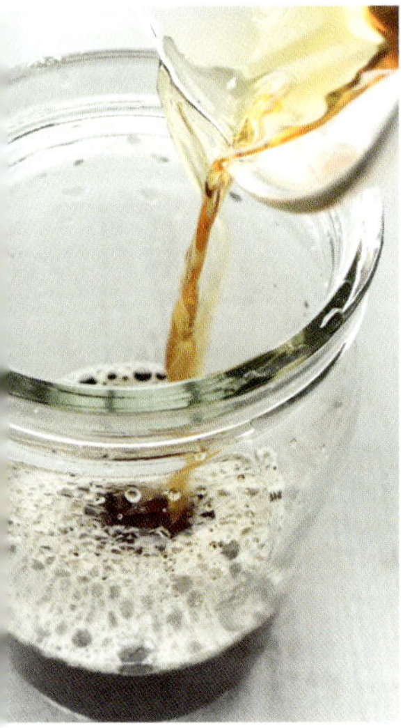

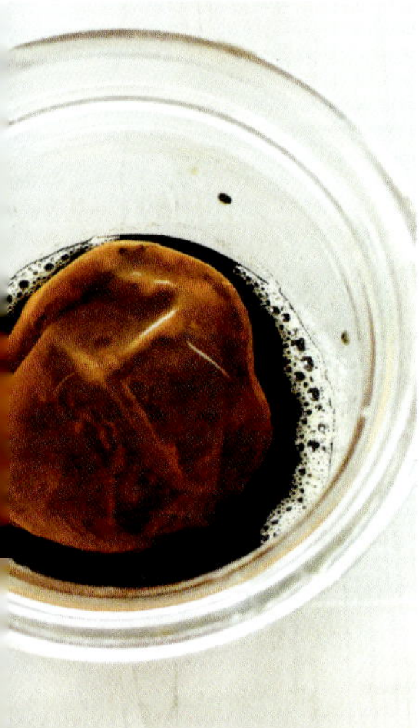

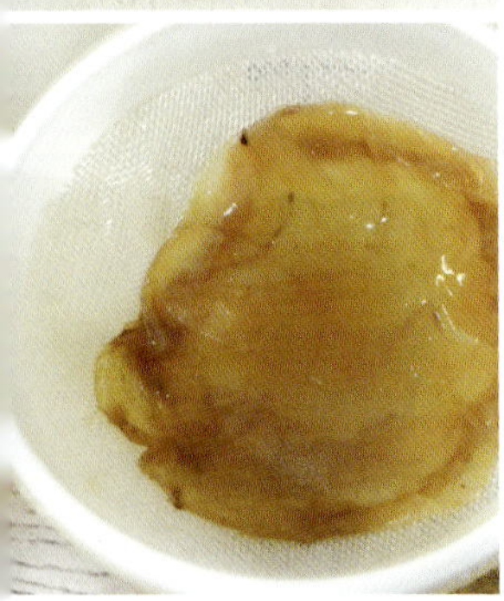

Kombucha – Der wohl bekannteste „Teepilz“

Wenn man sich mit Teepilzen beschäftigt, stößt man unweigerlich auch auf Kombucha. Der Name bezeichnet sowohl den Pilz, der genau genommen eine Symbiose aus aktiven Hefepilzen und Bakterien darstellt, als auch das fertige Gärgetränk, das sich einer immer größeren Beliebtheit erfreut und zum Kultgetränk avancierte.

Als Fertiggetränk kann man Kombucha heute in nahezu jedem Supermarkt erwerben, aktive Mikroorganismen mit ihrem gesundheitlichen Mehrwert sind jedoch ausschließlich im selbst hergestellten Getränk enthalten.

Die Zubereitung ist relativ einfach, unterscheidet sich aber wesentlich von den üblichen Tee-Herstellungsverfahren.

Traditionell wird Kombucha aus stark gezuckertem Schwarztee hergestellt:

1. Einem Liter Wasser fügt man 8 g Schwarz- oder Grüntee (ohne Aromen oder ätherische Ölen) und 100 g Zucker hinzu und lässt den Tee ca. 15 Minuten ziehen.
2. Dann den Tee auf Zimmertemperatur abkühlen lassen und den Kombucha-Pilz hinzufügen.
3. Das Gärgefäß mit einem Tuch oder einer Küchenrolle abdecken, so dass Luft entweichen kann und keine Fruchtfliegen in das Getränk gelangen.
4. Der Teepilz wird nun an einem warmen, ruhigen Ort den enthaltenen Zucker in andere Stoffe umwandeln, so dass nach ca. 10 Tagen ein prickelndes, leicht säuerliches Gärgetränk entsteht. Je länger der Ansatz stehen bleibt, umso saurer wird der Kombucha.

Der Teepilz wird vor jedem neuen Ansatz kalt abgewaschen und weiterverwendet. In Form von hellen Schichten verjüngt sich der

Pilz immer wieder und kann deshalb problemlos geteilt und Freunden weitergegeben werden. So dürfte er auch vor Tausenden Jahren vom Nordosten Chinas über Russland zu uns nach Europa gelangt sein. Heute erwirbt man den legendären Teepilz mühelos über den Versandhandel.

Das fertige Getränk enthält neben lebenden Mikroorganismen eine unglaubliche Dichte an wertvollen Stoffen: organische Säuren wie Milchsäure, Essigsäure, Gluconsäure, Folsäure, Mineralstoffe wie Eisen, Magnesium, Kalzium, Kalium, Zink, B-Vitamine (auch B12!), Vitamin C, D, E und K, Enzyme, 14 verschiedene Aminosäuren und Gerbstoffe. Der Alkoholgehalt ist relativ gering und liegt bei ca. 0,5 %.

Die genaue Zusammensetzung und auch die Menge der einzelnen Inhaltsstoffe variieren von Getränk zu Getränk und sind unter anderem abhängig von der Teesorte, dem Zuckergehalt, der Gärdauer usw.

Fest steht aber, dass Kombucha unseren Körper mit vielen wertvollen Inhaltsstoffen versorgt und diese in ihrem Zusammenspiel zum körperlichen Wohlbefinden beitragen.

Leider gibt es sehr wenige wissenschaftliche Untersuchungen zur Wirksamkeit dieses Powergetränks. Nachgewiesen sind seine leicht abführende und seine leicht antibiotische Wirkung.

Ähnlich wie Sauermilchprodukte beeinflusst dieses „lebende" Getränk die Darmflora positiv und gilt als Heilmittel gegen Verdauungsstörungen. Da im Darm ja bekanntlich unsere Gesundheit sitzt, soll dieses „Lebenselexier" auch die körpereigenen Abwehrkräfte aktivieren. Und aus Sicht der TEM (Traditionelle Europäische Medizin) und TCM (Traditionelle Chinesische Medizin) führt ein gesunder Darm auch zu einem gesunden Hautbild.

Kombucha schmeckt zwar säuerlich, wirkt aber in unserem Körper basisch und ist daher ein wertvolles Mittel, um einer „Übersäuerung" des Körpers entgegenzuwirken. Manche Ärzte konnten bei ihren Patienten auch eine Verbesserung von Rheuma und Gicht feststellen, nachdem diese längere Zeit Kombucha getrunken hatten. Studien dazu gibt es allerdings keine.

07

Teezubereitungen und Anwendungen nach Beschwerden

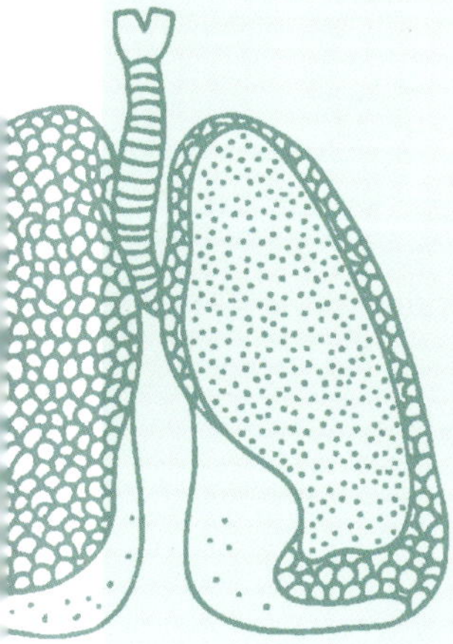

Erkrankungen der Atemwege

Zu den Atmungsorganen zählen der Nasen-Rachenraum (mit Mund- und Nasenhöhle sowie Nasennebenhöhlen), Kehlkopf, Luftröhre, Lunge mit Bronchien, Bronchiolen und Alveolen (Lungenbläschen).

Alle Atemwege sind mit Schleimhaut ausgekleidet und mit Flimmerhärchen besetzt. Wird die Schleimhaut durch staub- und schmutzbelastete Luft, Viren oder Bakterien gereizt, entstehen Hustenreiz und verstärkte Schleimbildung. Eingedrungene Schadstoffe und Schleim werden durch die Flimmerhärchen wieder nach oben befördert und abgehustet.

Im Nasen-Rachenraum befindet sich außerdem viel lymphatisches Gewebe wie Rachenmandeln, Nasenpolypen und Gaumenmandeln. Diese sind an der körpereigenen Immunabwehr mit beteiligt.

Unter Atemwegserkrankungen werden alle die Atemwege betreffenden Erkrankungen zusammengefasst, hier nenne ich nur die häufigsten:

— **Mandelentzündung:** wird durch Bakterien verursacht und äußert sich in Schluckbeschwerden, Halsschmerzen, Kopfschmerzen und Fieber.
— **Rachenentzündung:** wird meist durch Viren hervorgerufen. Das Gefühl von Trockenheit im Hals sowie Kratzen und Brennen oft in Verbindung mit einem Schnupfen, wird als Erkältung bezeichnet.

- **Rhinitis (Schnupfen):** wird meist durch Viren verursacht und ist häufig der Beginn eines grippalen Infekts oder einer Grippe. Steckt eine allergische Reaktion auf bestimmte Pflanzenpollen dahinter, spricht man vom Heuschnupfen.
- **Stirnhöhlen- und Nebenhöhlenentzündung:** wird durch Viren oder Bakterien verursacht, oft im Anschluss an einen virenbedingten Schnupfen. Meist ist die Nase vollständig verstopft und ein Druckgefühl verbunden mit Kopfschmerzen tritt auf.
- **Reizhusten:** ist ein trockener Husten ohne Auswurf, oft die erste Phase einer Bronchitis.
- **Bronchitis:** wird meist durch Viren ausgelöst, manchmal in Kombination mit einer bakteriellen Infektion. Husten, verbunden mit schleimigem Auswurf und Schmerzen hinter dem Brustbein, betrifft die unteren Atemwege.
- **Lungenentzündung:** wird meist durch Bakterien, manchmal auch durch Viren oder Pilze ausgelöst. Bei starkem Husten verbunden mit eitrigem Auswurf, Fieber und Schüttelfrost, Atembeschwerden und allgemeiner Schwäche sollten Sie umgehend den Arzt aufsuchen!
- **Mund- und Zahnfleischentzündungen:** können durch Viren, Bakterien oder auch Pilze ausgelöst werden. Bei länger andauernden Symptomen medizinischen Rat einholen!

Pflanzliche Heilmittel sind bei Atemwegserkrankungen besonders gut geeignet. Oft sind diese Krankheiten durch Viren hervorgerufen und können mit allgemein wirksamen Medikamenten (z. B. Antibiotika) nicht geheilt werden. Im Vordergrund steht eine Linderung der Symptome, was mit Phytotherapie (=Behandlung mithilfe von Pflanzen) sehr gut gelingt. Die Symptome einer Erkältung klingen nach drei bis acht Tagen von alleine wieder ab.

Bakterien hingegen können zwar mit Antibiotika bekämpft werden, haben aber auch Nebenwirkungen und manche Bakterienstämme sind bereits auf Antibiotika resistent, so dass das Medikament wirkungslos bleibt.

Folgende Pflanzen werden verschiedensten Atemwegserkrankungen zugeordnet:

Schleimdrogen (=Muciloginosa) produzieren Schleim, der sich wie eine schützende Schicht über die angegriffenen Schleimhäute der Atmungsorgane legt und so eine Barriere für auftretende Keime bildet.

Muciloginosa werden bei trockenem Husten, Reizhusten und im Anfangsstadium einer Erkältung eingesetzt.

Zu den Schleimdrogen zählen Eibisch, Wilde Malve, Stockrose, Huflattich, Königskerze, Spitzwegerich, Isländisch Moos und Lungenkraut.

Auswurffördernde Mittel (=Expektoranzien) verflüssigen das dickflüssige Sputum und steigern die Sekretion. Sie finden Verwendung, wenn der Husten sehr hartnäckig ist und auch in der Nacht störend wird, sowie bei chronischer Bronchitis.

Auswurffördernd sind Veilchen, Primeln, Schlüsselblume, Anis und Fenchel (beschrieben unter den Erkrankungen des Verdauungstraktes), Seifenkraut und Lungenkraut.

Krampflösende Mittel (=Spasmolytikum) helfen bei festsitzendem Husten verbunden mit Krämpfen und Keuchhusten. Thymian, Sonnentau und Efeu sind dann empfehlenswert.

Entzündungshemmende Mittel wirken keimtötend, immer dann, wenn Krankheitserreger überhandnehmen. Bei Mandel- oder Rachenentzündung, Stirnhöhlenentzündung, Bronchitis, Lungenentzündung usw. haben sich Pflanzen mit einem hohen Gehalt an ätherischen Ölen als günstig erwiesen, wie zum Beispiel Thymian, Salbei oder Anis.

Darüber hinaus steigern Drogen mit einem hohen Gehalt an Vitamin C die Abwehrkräfte und erhöhen die Widerstandskraft bei Erkältungen. Schwarzer Holunder (beschrieben unter den „Allroundern"), Sanddorn, Berberitze, Hagebutten (beschrieben unter den „Allroundern") und Lindenblüten sind diesbezüglich Pflanzen mit einer guten Wirksamkeit.

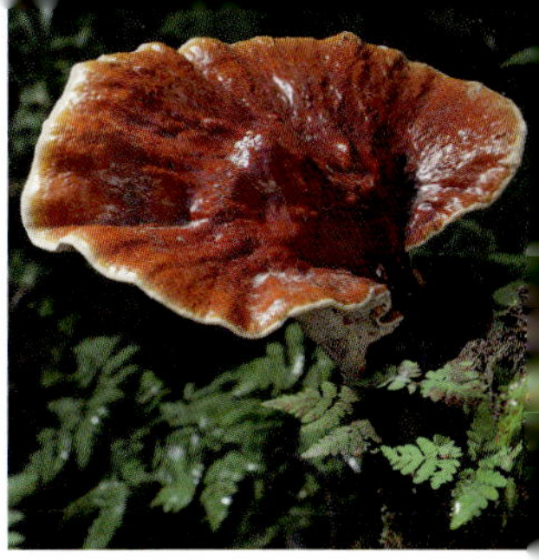

LACKPORLING, GLÄNZENDER

REISHI, *GANODERMA LUCIDUM*

Anwendung:	Atemwegserkrankungen, nervöse Erschöpfung, Stress, Schlafstörungen, Herz-Kreislauferkrankungen, schwaches Immunsystem, Behandlung von Tumoren und Linderung der Nebenwirkungen von Chemo- und Strahlentherapie, Wechselbeschwerden, Allergien
Eigenschaften:	entzündungshemmend, ausgleichend und entspannend, schlaffördernd, stoffwechselaktivierend, entgiftend, antiviral, gedächtnisfördernd, leistungssteigernd, immunsystemstärkend, antioxidativ, blutdrucksenkend, blutzuckersenkend, blutverdünnend
Inhaltsstoffe:	Triterpene (130 verschiedene!), Polysaccharide, Proteoglykane, Peptide, Aminosäuren, Alkaloide, Lactone, Fettsäuren, ätherisches Öl, Vitamine, Mineralstoffe, Vitamine B, D und E
Verwendete Teile:	Fruchtkörper
Vorkommen:	auf geschwächten Laub- und Nadelhölzern
Verwechslung:	viele ähnliche Arten mit ähnlichen Inhaltsstoffen
Nebenwirkungen:	in seltenen Fällen leichter Durchfall
Anwendungsbeschränkungen:	Bevorstehende Operationen. Die gleichzeitige Einnahme von ACE-Hemmern (Reishi wirkt blutverdünnend!) oder blutdrucksenkenden Medikamenten besprechen Sie mit Ihrem Arzt!

Teezubereitung:

1. Für den Tee kocht man 1 TL von dem getrockneten, fein geschnittenen oder gemahlenen Pilz mit 250 ml Wasser auf. Damit sich die Wirkstoffe des Reishi gut lösen können, ist eine Ziehzeit von mindestens 30 Minuten empfehlenswert.
2. Der bittere Geschmack kann durch den Zusatz von Kräutern (z. B. Minze) und Honig verbessert werden.

Wissenswertes:

Hinter diesem unnatürlich und geheimnisvoll aussehenden Pilz verbirgt sich einer der weltweit bekanntesten Heilpilze! Er wird auch noch „Göttlicher Pilz der Unsterblichkeit" genannt. Reishi ist ein sehr variationsreicher Pilz, als am heilkräftigsten wird der rotfarbene Reishi angesehen.

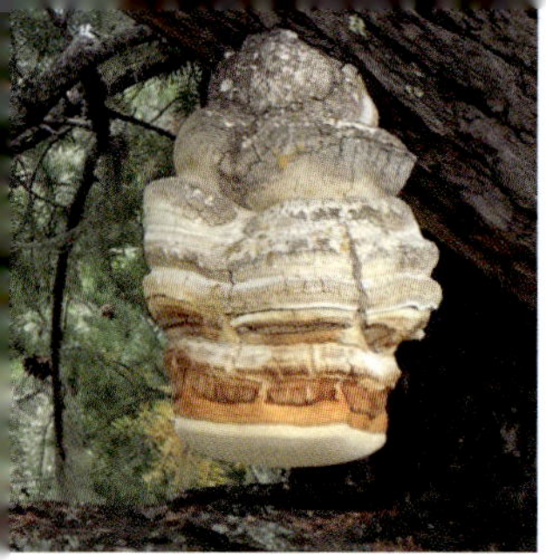

LÄRCHENSCHWAMM

LARICIFOMES OFFICINALIS

Anwendung:	übermäßiges Schwitzen (auch infolge von Erkrankungen), Husten, Verstopfung
Eigenschaften:	blutstillend, entzündungshemmend, abführend, schweißhemmend, antiviral, entgiftend, stärkend, menstruationsfördernd, tumorhemmend
Inhaltsstoffe:	Agaricin, Agaricinsäure, Harze
Verwendete Teile:	Fruchtkörper
Vorkommen:	alte (100-jährige) Lärchen, Zirbelkiefer
Verwechslung:	Da es sich um einen sehr charakteristischen Pilz handelt, ist eine Verwechslung kaum möglich.
Sammelzeit:	ganzjährig
Nebenwirkungen:	Erbrechen, Übelkeit und Kopfschmerzen nach der Einnahme von größeren Mengen.
Anwendungsbeschränkungen:	keine bekannt

Teezubereitung:

1. Den Pilz schneiden, trocknen und 1 TL mit 250 ml kaltem Wasser zustellen und mindestens 20 Minuten köcheln lassen.
2. Da der Hauptwirkstoff Agaricin nur schlecht wasserlöslich ist, die Pilzdosis langsam(!) steigern, bis die gewünschte Wirkung erreicht ist. Agaricin führt bei einer Überdosis zu Erbrechen!

Der Tee schmeckt erst süßlich, dann anhaltend bitter.

Interessant:

Geringe Pilzmengen wirken schweißhemmend, größere Mengen abführend.

Wissenswertes:

Der Lärchenschwamm oder Lärchenporling ist einer der ältesten Heilpilze. Seine medizinische Wertschätzung drückt sich auch in der Bezeichnung „Apothekerschwamm" aus. Er ist ein mehrjähriger Pilz, aber aufgrund fehlender alter Lärchenbestände nur mehr selten zu finden.

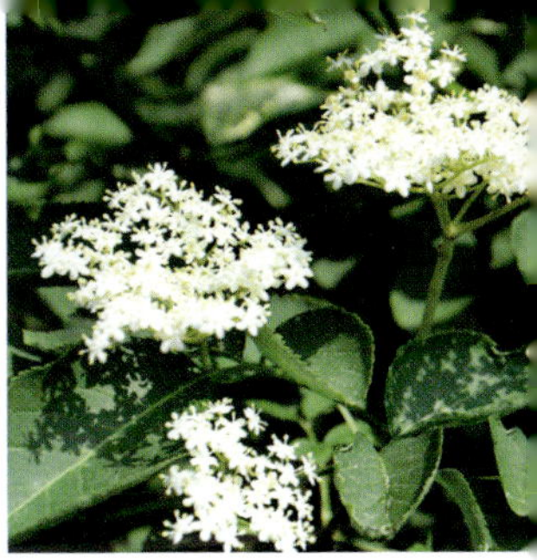

HOLUNDER
SAMBUCUS NIGRA

Anwendung:	Fieber, Erkältung, Zahnschmerzen, Kopfschmerzen, Ohrenschmerzen, rheumatische Beschwerden, Husten
Eigenschaften:	abwehrsteigernd, nieren- und blasenwirksam, schweißtreibend, fiebersenkend, blutreinigend, hustenlindernd, stuhlfördernd, auswurffördernd
Inhaltsstoffe:	Rutin, ätherisches Öl, Gerbstoff, Schleimstoffe, Cholin, Saponin, Säuren, Harz, Zucker, Glykoside, Flavonoide, Vitamine, Mineralien
Verwendete Teile:	Blüten, Blätter, Wurzel
Sammelzeit:	Blüten von Mai bis Juni, Wurzeln im Frühjahr oder Herbst
Nebenwirkungen:	Rohe Früchte können zu Magen-Darm-Beschwerden führen.
Anwendungsbeschränkungen:	keine bekannt

Der Blütentee wirkt schweißtreibend:
2 gehäufte TL getrocknete Blüten werden mit 200 ml kochendem Wasser übergossen und 10 Minuten ziehen gelassen.

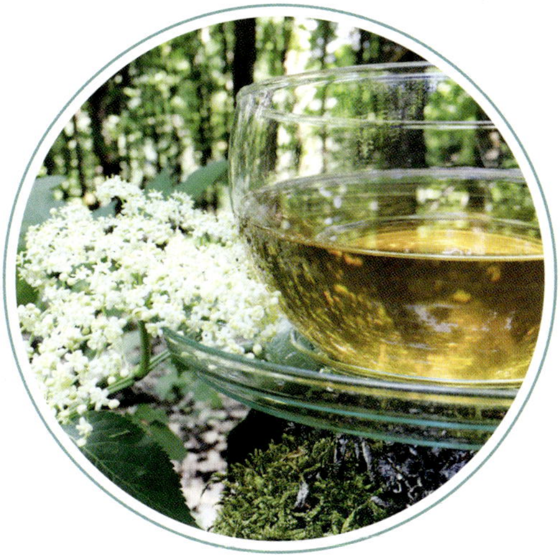

Übrigens:
In der Mythologie war Holunder der Wohnsitz der schützenden Hausgöttin Frau Holla. Goldmarie und Pechmarie im Märchen der Gebrüder Grimm erinnern an die kostbaren Blüten des Strauches im Frühjahr bzw. seine Beeren im Herbst, die zwar unliebsame Flecken machen, aber gekocht ebenso heilsam wie die Blüten sind.

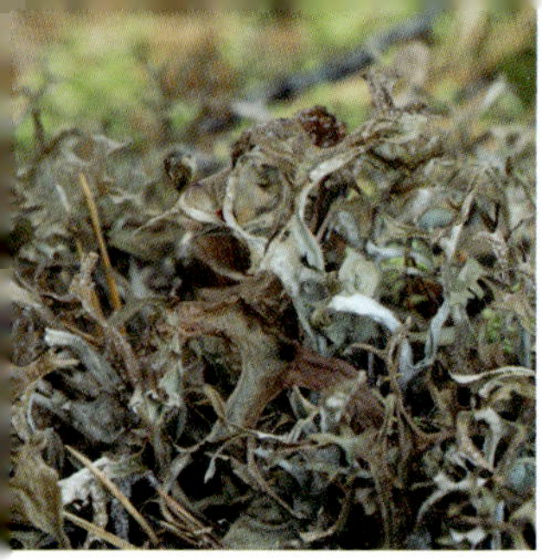

ISLÄNDISCH MOOS

CETRARIA ISLANDICA

Anwendung:	Reizhusten, Heiserkeit, chronische Bronchitis, Entzündungen der Mund- und Rachenschleimhaut, Anfangsstadium einer Erkältung, auch bei Entzündungen der Magenschleimhaut, Appetitlosigkeit, Anregung der Verdauungsstoffe durch die enthaltenen Bitterstoffe
Eigenschaften:	schleimlösend, beruhigend, hustenlindernd, antioxidativ, kräftigend und stärkend, leicht antibakteriell
Inhaltsstoffe:	Schleimstoffe (Lichenin, Isolichenin), Bitterstoffe, Flechtensäuren, Usninsäure, Vitamin A und B, Jod, Spurenelemente
Verwendete Teile:	ganze, lebende Pflanze (Flechten sind Lebensgemeinschaften von Alge und Pilz)
Sammelzeit:	Spätsommer bis Oktober
Nebenwirkungen:	keine bekannt
Anwendungsbeschränkungen:	derzeit keine bekannt

Teezubereitung:

1. 1 TL Kraut wird mit 200 ml **heißem Wasser übergossen** und 10 Minuten ziehen gelassen, dann abseihen. Davon können täglich bis zu 3 Tassen getrunken werden. Aufgrund der Flechtensäuren schmeckt der auf diese Art zubereitete Tee sehr bitter.
2. Beim **Kaltauszug** werden zwar die bitter schmeckenden Säuren nicht gelöst, sehr wohl aber die Schleimstoffe für einen hustenreizstillenden Effekt: 2 TL grob zerkleinertes Kraut in 200 ml kaltem Wasser für 2 Stunden ansetzen, abseihen und vor dem Trinken leicht erwärmen.

Die antibakterielle Wirkung erhält man nur beim **Heißwasseraufguss**.

Wissenswertes:

Der Name täuscht: Isländisch Moos wächst nicht nur in Island und hat auch mit Moos wenig zu tun. Bei uns findet man die Flechte in höheren Lagen, bevorzugt auf sandigen Böden.

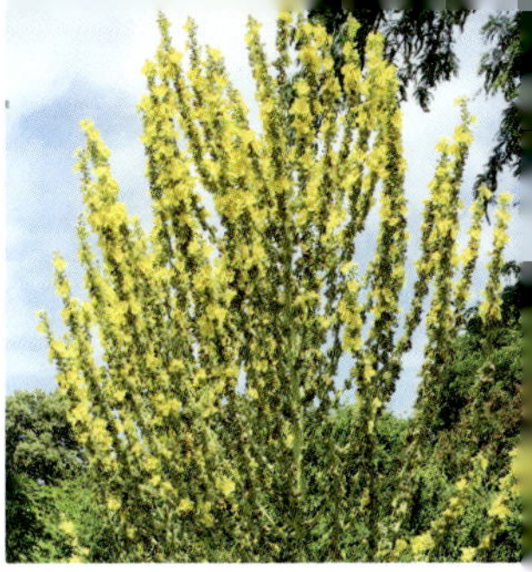

KÖNIGSKERZE

VERBASCUM DENSIFLORUM

Anwendung:	trockener Reizhusten, Bronchitis, Asthma, Allergien, auch bei Entzündungen der Magenschleimhaut
Eigenschaften:	auswurffördernd, hustenlindernd, beruhigend, krampflösend, erweichend, schweißtreibend
Inhaltsstoffe:	Saponine, Flavonoide, Sapogenin, Invertzucker, Rohrzucker, Schleim, ätherisches Öl, Fett, Xanthophylle, Hesperidin, Kalium
Verwendete Teile:	Blüten und Blätter
Sammelzeit:	Juli bis August (Achtung: Die Blüten sind empfindlich und schimmeln leicht! Gut trocknen!)
Nebenwirkungen:	keine bekannt
Anwendungsbeschränkungen:	derzeit keine bekannt

Bei trockenem Husten wirkt ein Blütentee mit Honig unterstützend:

1. 1 TL Blüten (frisch oder getrocknet) mit 250 ml **kaltem Wasser ansetzen** und 3–4 Stunden ziehen lassen. Leicht erwärmen und dann abfiltern (Dies ist wichtig, da die feinen Härchen reizen können!). Wer es eilig hat, verwendet 60 °C heißes Wasser für den Aufguss.
2. Bei Erkrankungen der Lunge lässt man die Blüten in **Milch ausziehen**, kurz aufkochen und die **Abkochung** etwas stehen lassen.

Der Königskerzen-Tee bei Husten und Bronchitis kann auch mit ähnlich schleimgebenden Kräutern (z. B. Eibisch, Malve, Schlüsselblume, Isländisch Moos, Veilchenwurzel) gemischt werden.

Übrigens:

Königskerzen-Samen sind Lichtkeimer und können Hunderte Jahre in der dunklen Erde schlummern. Sie keimen erst aus, wenn sie von den Sonnenstrahlen geweckt werden.

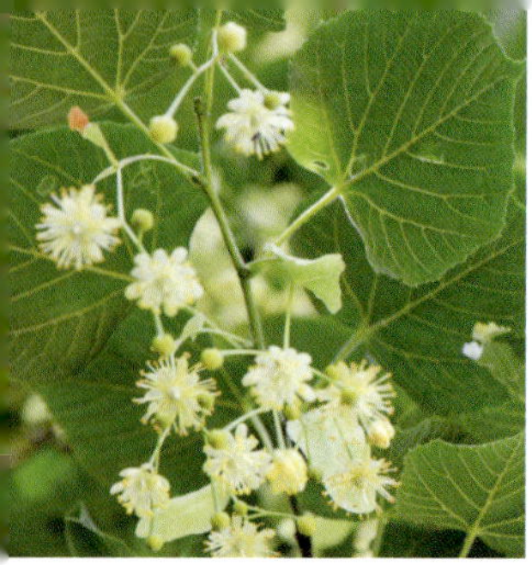

LINDE

TILIA GRANDIFOLIA, TILIA CORDATA

Anwendung:	Erkältung, Husten, Schnupfen, Fieber, Halsschmerzen, asthmatische Erkrankungen, Steigerung der Abwehrkräfte
Eigenschaften:	entzündungshemmend, antibakteriell, reizmildernd, schweißtreibend, hustenlindernd, krampflösend, beruhigend
Inhaltsstoffe:	Schleimstoffe, Gerbstoffe, Flavonoide, ätherisches Öl, Farnesol, Wachs
Verwendete Teile:	Blüten mit Deckblättern, Blätter, Rinde, Samen
Sammelzeit:	kurz nach dem Aufblühen (Juni bis Juli)
Nebenwirkungen:	keine bekannt
Anwendungsbeschränkungen:	derzeit keine bekannt

Teezubereitung:

1. 2 TL Lindenblüten werden mit 200 ml **kochendem Wasser übergossen** und 5 Minuten ziehen gelassen. 3 Tassen pro Tag sind ausreichend. Ein reiner, heißer Lindenblütentee hilft beim Herausschwitzen einer Krankheit.
2. Für einen **Kaltauszug** die zerkleinerten Knospen 5 Stunden im kalten Wasser ziehen lassen, kurz aufkochen und dann abseihen.

Lindenblüten sind wohlschmeckend und lassen sich auch gut mit anderen Pflanzen (z. B. Hagebuttenschalen, Kamille) kombinieren.

Übrigens:

Nur die Blüten der Sommer- und der Winterlinde sind bei Erkältungskrankheiten wirksam, die Blüten der Silberlinde wirken beruhigend!
Die Linde mit ihren herzförmigen Blättern stand stets im Zentrum der Aufmerksamkeit, meist mitten im Dorf vor Kirchen, Gasthöfen und Pensionen. Einige Exemplare bringen es auf ein stattliches Alter von beinahe 1000 Jahren.

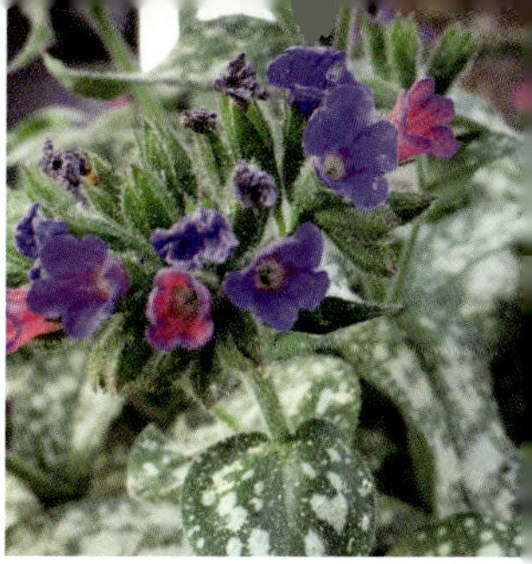

LUNGENKRAUT

PULMONARIA OFFICINALIS

Anwendung:	Lungenerkrankungen, Heiserkeit, Hals- und Brustschmerzen, entzündeter Kehlkopf, Erkältung
Eigenschaften:	auswurffördernd, schleimbildend, schleimlösend, gewebefestigend, wundheilend, reizmildernd, entschlackend
Inhaltsstoffe:	Schleimstoffe, Gerbstoffe, Fette, Invertzucker, Saponine, Kieselsäure, Phytosterine, Harz, Allantoin, Flavonoide
Verwendete Teile:	Blätter, Blütenstände, Wurzel
Sammelzeit:	März bis Mai
Nebenwirkungen:	bei Daueranwendung möglicherweise Leberschwäche
Anwendungsbeschränkungen:	keine bekannt

Interessant:

Das Lungenkraut, im Volksmund „Hänsel und Gretel“ genannt, zählt zu den ersten Futterquellen für Bienen. Nach der Bestäubung ändert sich der pH-Wert des Zellsafts und somit auch die Farbe der Blüten von rosa auf blau.

Die Wirksamkeit von Lungenkraut ist wissenschaftlich allerdings nicht belegt, es wird ausschließlich in der Volksmedizin angewandt.

Teezubereitung:

Für den Tee übergießt man 1 TL getrocknetes, blühendes Kraut mit 200 ml **kochendem Wasser** und lässt dies 5 Minuten ziehen. Abseihen und drei Mal täglich eine Tasse trinken. (Nicht überdosieren, da Nebenwirkungen nicht ausgeschlossen sind). Nicht länger als zwei Wochen anwenden!

Teemischungen sind möglich mit Isländisch Moos (fördert den Auswurf), Huflattich-Blüten (lösen den Schleim) und Eibischwurzeln (erweichen den Schleim).

„Lungenbier“:

Bei Kehlkopfentzündungen, Bronchitis und Husten einen gehäuften EL Lungenkraut in ½ l Bier erhitzen. Diese Mischung trinkt man dann körperwarm.

„Lungenkrautwein“:

3 EL getrocknetes Kraut in einem Liter Wein für 5 Minuten kochen, abseihen und nach Bedarf mit Honig süßen.

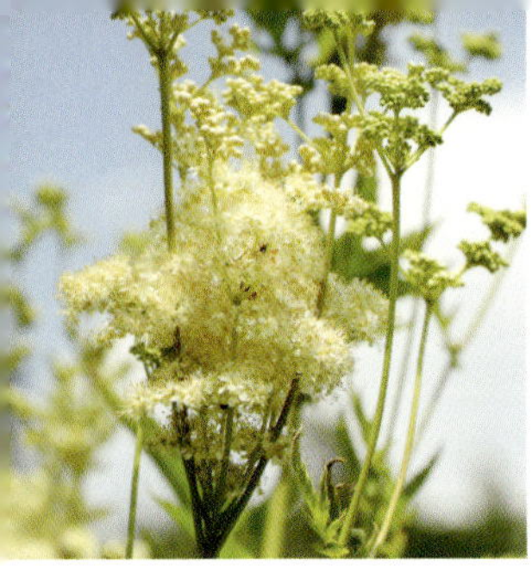

MÄDESÜSS, ECHTES

FILIPENDULA ULMARIA

Anwendung:	Erkältungskrankheiten, Virusinfektionen, Grippe, auch bei Rheuma, Blasen- und Nierenerkrankungen, Kopfschmerzen, Fieber
Eigenschaften:	antimikrobiell, entzündungshemmend, schmerzlindernd, fiebersenkend, schweiß- und harntreibend
Inhaltsstoffe:	Ätherisches Öl (Salicylate), Flavonoide, Gerbstoffe, Vanillin, Schleimstoffe
Verwendete Teile:	Blätter (schwächere Wirkung) und Blüten (stärkere Wirkung), auch Wurzeln
Sammelzeit:	Juni bis September
Nebenwirkungen:	Bei Überdosierung können Magen-Darm-Beschwerden auftreten.
Anwendungsbeschränkungen:	Nicht anwenden bei bekannter Überempfindlichkeit gegen Salicylate. Bislang gibt es keine Erkenntnisse zur Anwendung in der Schwangerschaft oder Stillzeit.

Teezubereitung:

1. 1 TL getrocknete Blüten werden mit 150 ml **kochendem Wasser übergossen**, 10 Minuten zugedeckt ziehen lassen und abseihen.
2. Mädesüß lässt sich gut mit Holunder- und Lindenblüten kombinieren.

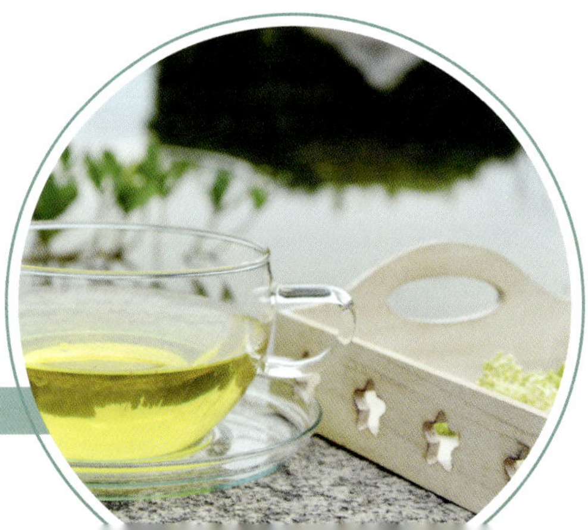

Wissenswertes:

Das Kleine Mädesüß (bis 60 cm hoch) ist weniger wirksam als Echtes Mädesüß (Staude). Das Rosengewächs, das herrlich nach Honig, Vanille und Mandeln duftet, ist auch noch bekannt als Bienenkraut, Krampfkraut, Wiesenkönigin und Wiesensüß. Es wächst bevorzugt an feuchten Standorten. Aus ihren Blütenknospen wurde lange Zeit ein entzündungshemmender Stoff (Salicylsäure) gewonnen, der ähnlich dem heute synthetisch hergestellten Aspirin wirkt.

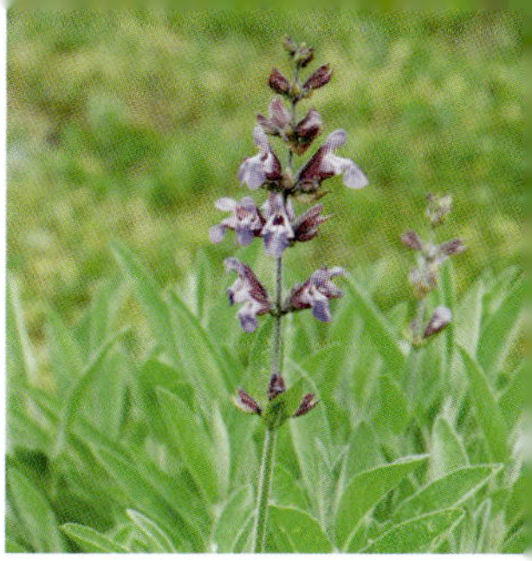

SALBEI, ECHTER

SALVIA OFFICINALIS

Anwendung:	Halsschmerzen, Entzündungen im Mund- und Rachenraum, Kehlkopfentzündung, Zahnfleischentzündung, auch zum Abstillen, bei Magen-Darm-Beschwerden und bei übermäßigem Schwitzen
Eigenschaften:	auswurffördernd, entzündungshemmend, antiviral, antibakteriell, desinfizierend, schweißhemmend (kalter Tee), schweißtreibend (heißer Tee), milchsekretionshemmend, adstringierend (zusammenziehend)
Inhaltsstoffe:	Bitterstoffe, Gerbstoffe, 1–2,5 % ätherisches Öl (Thujon, Cineol, Campher), Harz, Gummi, Stärke, Eiweiß, Saponin, Säuren, Glykoside
Verwendete Teile:	Blätter, Blüten
Sammelzeit:	Mai bis August
Nebenwirkungen:	Vor allem alkoholische Extrakte enthalten große Mengen an Thujon, das bei Überdosierung zu Herzrasen, Hitzegefühl und Schwindel führen kann. Im Tee ist praktisch kein Thujon enthalten.
Anwendungsbeschränkungen:	Nicht in der Schwangerschaft und Stillzeit anwenden, wird zum Abstillen verwendet.

Teezubereitung:

1. 1 TL Salbeiblätter werden mit 200 ml max. 80 °C **heißem Wasser übergossen** und 10 Minuten zugedeckt ziehen gelassen. Bei Bedarf eine Tasse trinken.
2. Regelmäßiges Gurgeln mit diesem Tee begünstigt die Heilung von Halsentzündungen, die Gurgellösung möglichst 5 Minuten im Mund behalten.

Die Gerbstoffe im Tee wirken zusammenziehend, stärken gesunde und kranke Schleimhäute. Außerdem hemmen sie die Schweißproduktion.

Wissenswertes:

Salbei wurde bereits im alten Rom arzneilich genutzt. Sein lateinischer Name „salvia“ leitet sich von „salvare“ her und bedeutet „heilen“.
Der Wiesensalbei ist wesentlich milder im Aroma als der Gartensalbei und enthält weniger der heilkräftigen Inhaltsstoffe.

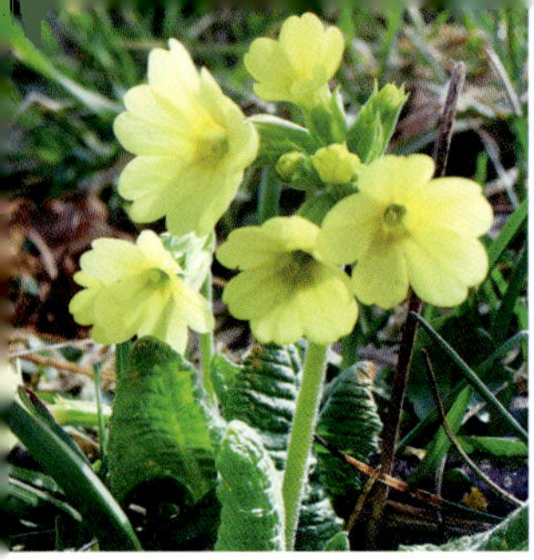

SCHLÜSSELBLUME, ECHTE

PRIMULA VERIS

Anwendung:	Husten, akute und chronische Bronchitis, verschleimte Bronchien, Schnupfen, Nasennebenhöhlenentzündung
Eigenschaften:	schleimlösend, auswurffördernd, beruhigend, erleichtert das Abhusten, schlaffördernd, schmerzstillend, erweichend, herzstärkend
Inhaltsstoffe:	Saponine, Phenolglykoside, ätherisches Öl, Flavonoide, Kieselsäure, Gerbstoff, Campher, Vitamin C, Magnesium
Verwendete Teile:	Blätter und Wurzeln (Saponine), Blüten (wirken milder, Flavonoide)
Sammelzeit:	Blüten und Blätter: Mai bis Juni, Wurzeln im Frühjahr und Herbst
Nebenwirkungen:	Es können leichte Magen-Darmbeschwerden und Übelkeit auftreten. Bei einer Überdosierung kommt es zu Erbrechen und Durchfall.
Anwendungs-beschränkungen:	Bei bekannter Allergie gegen Primelgewächse, bei Gastritis oder Magengeschwüren auf Primelzubereitungen verzichten. Keine Erkenntnisse zur Anwendung in Schwangerschaft oder Stillzeit.

Teezubereitung:

1. ½ TL Wurzeln mit 200 ml **Wasser erhitzen** und 5 Minuten ziehen lassen.
2. Von frischen oder getrockneten Blüten werden 2 TL mit 20 ml **kochendem Wasser übergossen** und 5 Minuten ziehen gelassen. 3 Tassen pro Tag sind ausreichend.
3. Besonders ältere Menschen und kleine Kinder sprechen gut darauf an.

Teemischungen sind möglich mit Thymian, Lungenkraut oder Efeu. In Kombination mit Thymian wirkt die Schlüsselblume besonders effektiv.

Achtung:

Die Pflanze steht unter Naturschutz und zählt zu den am stärksten bedrohten Arzneipflanzen!

Wissenswertes:

Die Echte Schlüsselblume verströmt einen angenehmen Duft und hat eine kräftigere Farbe mit orangefarbenen Flecken auf den Kronblättern. Die Hohe Schlüsselblume duftet nicht und hat blassere Blüten. Beide werden medizinisch verwendet.

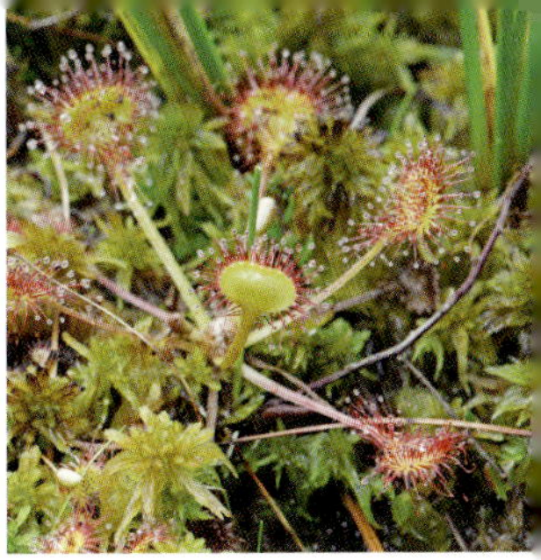

SONNENTAU

DROSERA ROTUNDIFOLIA

Anwendung:	Krampf- und trockener Reizhusten, Keuchhusten, Bronchitis, Asthma
Eigenschaften:	krampflösend, antibakteriell, sekretlösend, auswurffördernd, hustenreizstillend
Inhaltsstoffe:	Naphthochinonen, Plumbagin, Flavonoide, Schleimstoffe
Verwendete Teile:	Blätter oder ganze Pflanze
Sammelzeit:	Juli, August
Nebenwirkungen:	derzeit keine bekannt
Anwendungs-beschränkungen:	derzeit keine bekannt

Teezubereitung:

1. 1 EL des heimischen Sonnentaukrautes wird mit 150 ml **heißem Wasser übergossen** und 10 Minuten ziehen gelassen. 3–4 Mal täglich eine Tasse trinken.
2. Sonnentau aus Australien oder Madagaskar wird höher dosiert (bis zu 4 EL Kraut).

Wissenswertes:

Sonnentau ist eine fleischfressende Pflanze und wächst bevorzugt in Mooren. Die Pflanze steht unter Naturschutz!

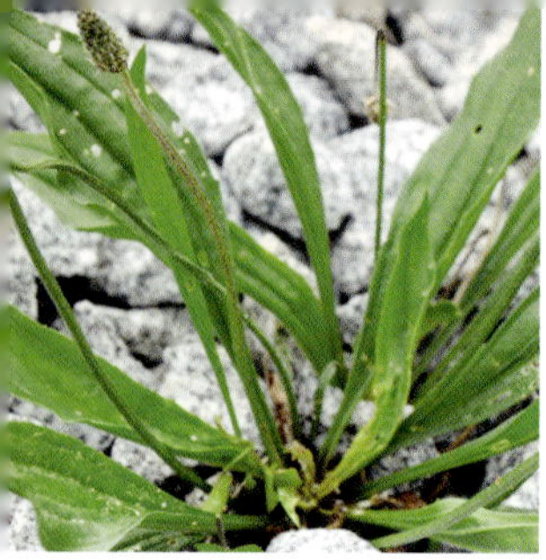

SPITZWEGERICH

PLANTAGO LANCEOLATA

Anwendung:	Bronchialverschleimung, insbesondere Husten bei Kindern, Reizhusten, Stärkung des Lungengewebes bei starken Rauchern, Lungenentzündung, Asthma, Bronchitis
Eigenschaften:	heilend, kühlend, hustenlindernd, antibakteriell, entzündungshemmend, krampflösend, antiseptisch
Inhaltsstoffe:	Schleimstoffe, Iridoide (Aucubin, Catapol), Gerbstoffe, Emulsin, Bitterstoffe, Harz, Labenzym, Kieselsäure
Verwendete Teile:	junge Blätter
Sammelzeit:	April bis September
Nebenwirkungen:	derzeit keine bekannt
Anwendungs-beschränkungen:	derzeit keine bekannt

Teezubereitung:
2 TL der Blätter werden mit 200 ml **heißem Wasser übergossen** und nach 10 Minuten abgeseiht. Der mit Honig gesüßte, frisch zubereitete Tee wird drei Mal täglich getrunken.

Übrigens:
Spitzwegerich ist meist das ganze Jahr verfügbar und braucht nicht auf Vorrat gesammelt zu werden. Sein Bruder, der Breitwegerich, hat ähnliche Heilwirkungen.

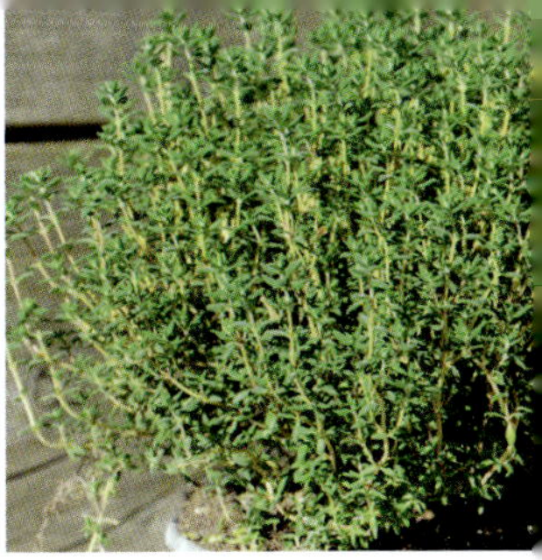

THYMIAN
THYMUS VULGARIS

Anwendung:	Reizhusten, Bronchitis, Keuchhusten, Asthma, trockener Husten, Rachenentzündung, Entzündungen der Mund- und Magenschleimhaut, Mundgeruch
Eigenschaften:	auswurffördernd, antibakteriell, antiviral, krampflösend, schleimlösend, kräftigend, nervenstärkend
Inhaltsstoffe:	Ätherisches Öl, Thymol (bis zu 50 %), Carvacrol, Borneol, Pinen, Cymol, Gerbstoff, Bitterstoff, Flavonoide, Harz, Saponine, Eisen
Verwendete Teile:	obere Hälfte des blühenden Krautes
Sammelzeit:	vor und zu Beginn der Blütezeit
Nebenwirkungen:	Allergische Reaktionen sind möglich.
Anwendungsbeschränkungen:	Anwendungen mit Thymian während der Schwangerschaft oder Stillzeit nur mit Rücksprache des Arztes.

Thymiantee darf man schon Kleinkindern ab einem Jahr geben:
1 gehäufter Teelöffel trockenes Kraut wird mit 200 ml **kaltem Wasser zugestellt** und ein Mal **aufgekocht**. Oder 2 Teelöffel frisches Kraut mit 200 ml **kochendem Wasser übergießen** und zehn Minuten ziehen lassen (Bei Kindern reicht die Hälfte). Bei Husten süßt man mit Honig und trinkt drei Tassen täglich.

Thymiantee, zu gleichen Teilen mit Spitzwegerich gemischt, ist ein gutes Mittel bei Keuchhusten.

Wissenswertes:
Thymiantee eignet sich auch gut zum Gurgeln und zum Inhalieren.

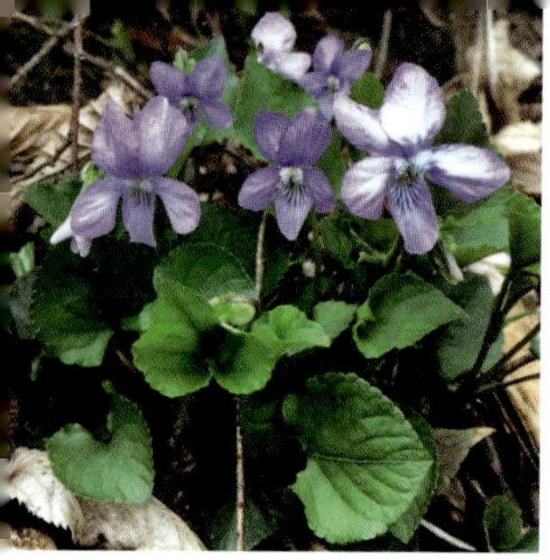

VEILCHEN

VIOLA ODORATA

Anwendung:	Husten, Asthma, Lungenleiden, Frühjahrserkältungen, Kopfschmerzen
Eigenschaften:	schleimlösend, stärkend, beruhigend, heilend
Inhaltsstoffe:	Saponine, Glykosid, Bitterstoffe, Odoratin, Farbstoff Cyamin, Vitamine A und C, Mineralstoffe (Kalzium, Eisen)
Verwendete Teile:	Blätter und Blüten
Sammelzeit:	März bis April
Nebenwirkungen:	keine bekannt
Anwendungsbeschränkungen:	keine bekannt

Teezubereitung:

1. Für den Tee werden 2 TL Blüten mit Blättern 200 ml Wasser **kalt zugesetzt** und erhitzt, 5 Minuten stehen gelassen und abgeseiht. Man trinkt drei Mal täglich eine Tasse.

Der Tee ist ein wunderbares Kindermittel bei einer Frühjahrserkältung, wenn das Kind verschleimt klingt.

Wissenswertes:

Veilchen und Stiefmütterchen gehören beide zur Familie der Veilchengewächse.

Veilchen werden bei Erkältungskrankheiten nur in der Volksmedizin angewandt.

BEWÄHRTE TEEMISCHUNGEN

GRIPPETEE

Getrocknete Holunderblüten, Lindenblüten und Kamillenblüten zu gleichen Teilen mischen und 2–3 TL dieser Mischung mit 200 ml heißem Wasser überbrühen. 10 Minuten ziehen lassen und so heiß wie möglich trinken.

Der Tee wirkt schweißtreibend und fiebersenkend und lindert den Husten.

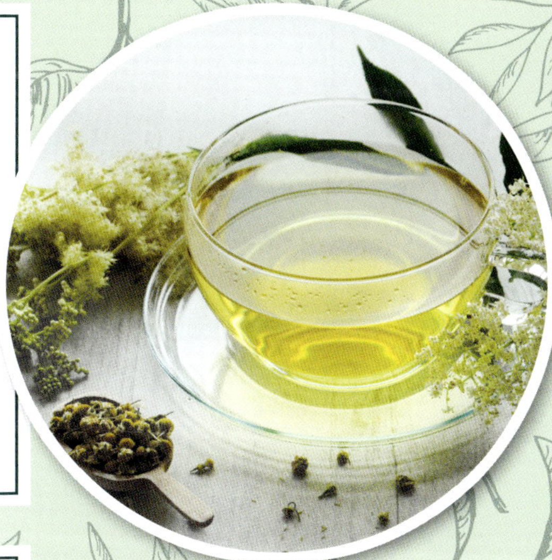

ERKÄLTUNGSTEE

Je 30 g Holunderblüten und Lindenblüten und je 20 g Mädesüß-Blüten und Hagebutten mischen und 1 TL dieser Mischung mit heißem Wasser überbrühen. 10 Minuten ziehen lassen und mehrmals täglich trinken.

Der Tee hilft bei grippalen Infekten und Erkrankungen der Atemwege, zur Schmerzlinderung und bei Kopfschmerzen. Er wirkt schweißtreibend und fiebersenkend. Auch nach einer Unterkühlung geeignet.

HUSTENTEE

Frische Malvenblüten, Eibisch- und Schlüsselblumenwurzeln mischt man zu gleichen Teilen, mit kaltem Wasser übergießen und einige Stunden ziehen lassen, dann kurz aufkochen, abseihen und mehrmals täglich trinken.

Besonders für Kinder und ältere Menschen ist diese Teemischung zu empfehlen.

BEWÄHRTE TEEMISCHUNGEN

KUTZ-KUTZ-TEE

1. 25 g Eibischwurzel in kaltem Wasser ansetzen und über Nacht stehen lassen, abseihen.
2. 30 g Thymiankraut, 15 g Spitzwegerichblätter und je 10 g Fenchelfrüchte, Anisfrüchte und Schlüsselblumenblüten vermischen.
3. Von dieser Teemischung 1 TL mit heißem Wasser übergießen und mit dem Eibischwurzel-Auszug vermengen. 5 Minuten ziehen lassen, abseihen. 3 Mal täglich eine Tasse Tee trinken.

TROCKENER REIZHUSTEN

Eibischwurzel, Süßholzwurzel und Anisfrüchte zu gleichen Teilen vermengen und 2 TL dieser Mischung mit 150 ml kaltem Wasser übergießen. Mindestens 3 Stunden ziehen lassen, dann kurz erwärmen und abseihen. 3 Tassen täglich trinken.

Die Schleimstoffe dieser Teemischung legen sich schützend auf die Schleimhäute und stillen so den Hustenreiz. Der Tee wirkt krampflösend, antibakteriell und entzündungshemmend.

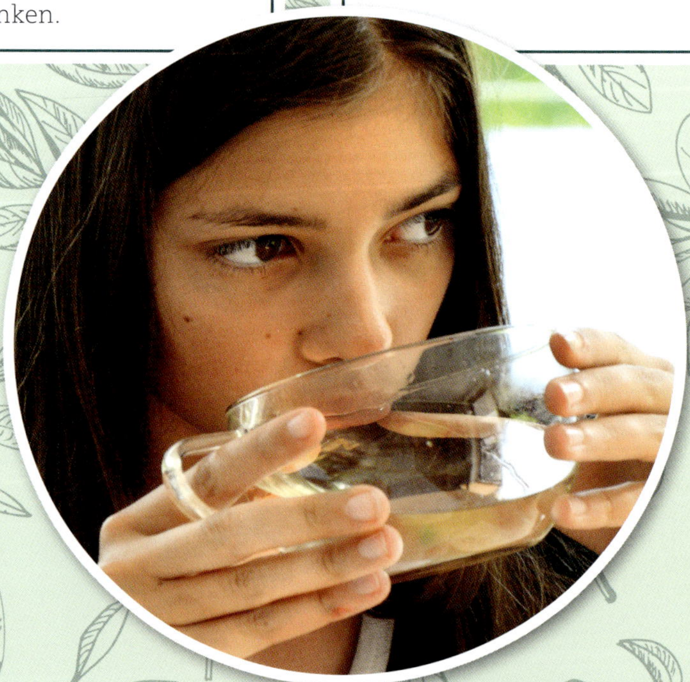

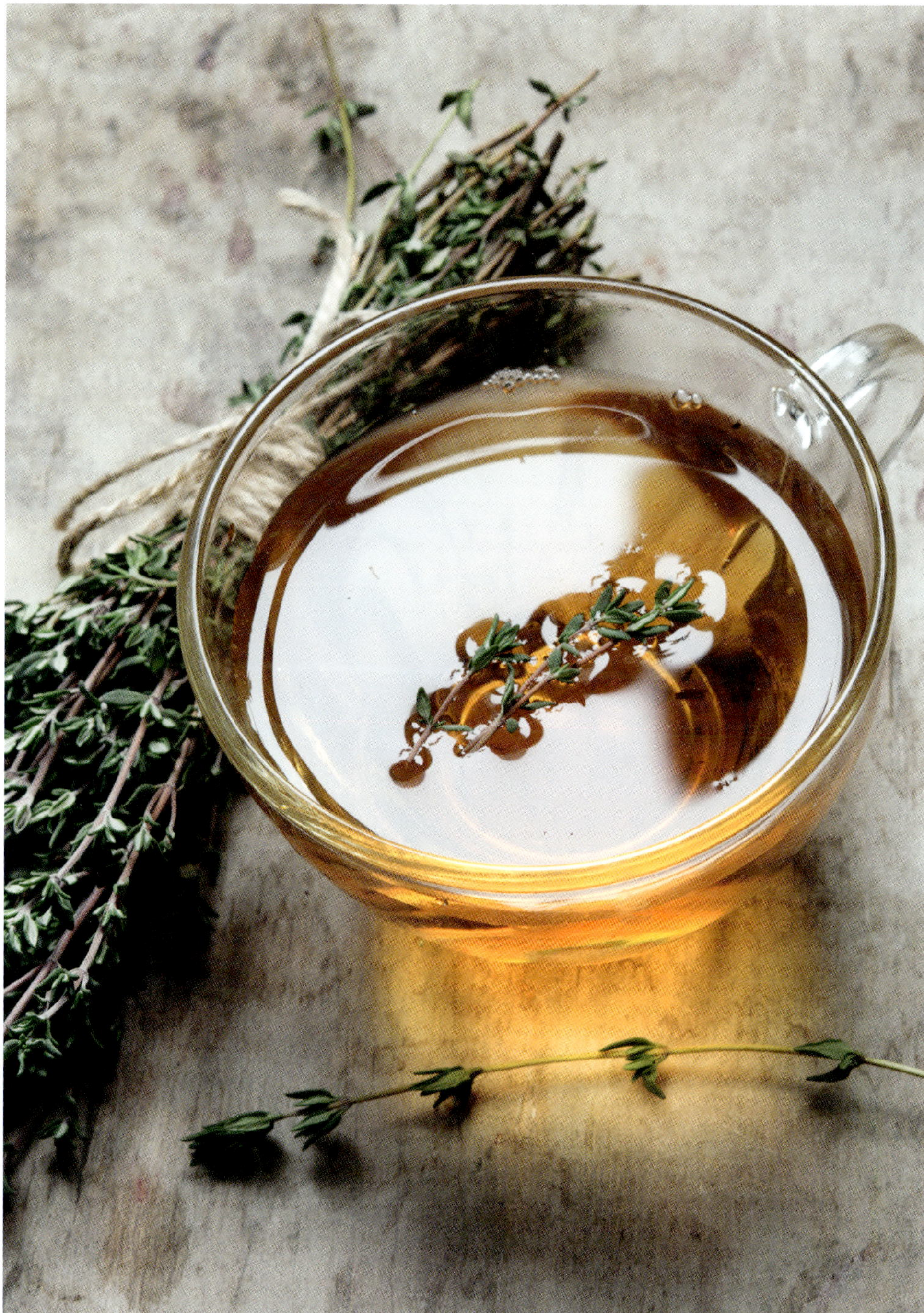

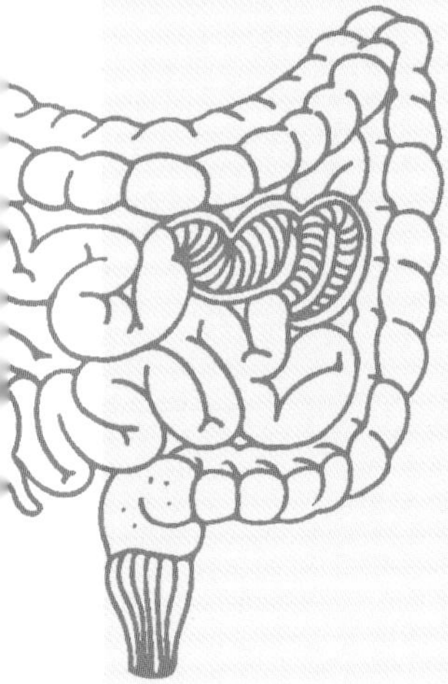

Beschwerden des Verdauungstraktes

Die Verdauungsorgane Magen und Darm gehören ebenso zu einem funktionierenden Verdauungssystem wie Mundhöhle, Zähne, Speiseröhre und die Verdauungsdrüsen Speicheldrüsen, Leber mit Galle und Gallenblase sowie Bauchspeicheldrüse. Alle zusammen sorgen für eine mechanische und chemische Verarbeitung der durch den Mund aufgenommenen Nahrung, damit ihre Inhaltsstoffe ins Blut gelangen können.

Die häufigsten Beschwerden des Verdauungstraktes sind:

— **Zahnfleischentzündung:** wird häufig durch Bakterien und Zahnbelag ausgelöst. Manchmal sind auch Medikamente oder hormonelle Ursachen der Grund für Entzündungen im Mund. Selten sind Zahnfleischentzündungen genetisch bedingt oder durch Erkrankungen wie Diabetes ausgelöst.

— **Übelkeit:** Virale Infekte oder Störungen der Magen-Darmbewegung können genauso eine Übelkeit auslösen wie psychische Belastungen, Medikamente, Reisekrankheit, Schwangerschaft oder auch Sinneseindrücke.

— **Verstopfung:** Meist ist ein träger Darm die Ursache für Verstopfung. Bewegung, eine Umstellung der Ernährung und ausreichend trinken sollten die Verdauung wieder in Schwung bringen.

— **Durchfall:** Häufig wird Durchfall durch schädliche Bakterien (z. B. Salmonellen) oder Viren ausgelöst. Manchmal kann die Ursache auch in einer veränderten Darmflora (z. B. nach der Einnahme von Antibiotika) liegen. Auch Nahrungsmittelunverträglichkeiten können Durchfall auslösen.

— **Reizmagen/Reizdarm:** Wenn alle organischen Ursachen ausgeschlossen werden können, aber Symptome wie Bauchschmerzen, Übelkeit, Erbrechen, Völlegefühl, Druckgefühl oder Blähungen den Alltag erschweren, könnte ein Reizmagen bzw. Reizdarm dahinterstecken.
— **Magenschleimhautentzündung:** Eine akute Gastritis wird meist durch Medikamente oder Alkohol ausgelöst. Bei einer chronischen Gastritis sind verschiedene Ursachen möglich. Es könnte eine gestörte Immunfunktion dahinterstecken, das Bakterium Helicobacter pylori oder schädliche Substanzen wie bestimmte Schmerzmedikamente, Nikotin oder Alkohol. Symptome einer Gastritis sind Appetitlosigkeit, Völle- oder Druckgefühl, Blähungen und Aufstoßen.
— **Sodbrennen:** Treten saure Verdauungssäfte vom Magen in die Speiseröhre und greifen dort die Schleimhäute an, spricht man von Sodbrennen.
— **Magen- und Zwölffingerdarmgeschwüre:** Eine gutartige, entzündliche Erkrankung der Magen- oder Darmschleimhaut entwickelt sich meist aufgrund einer chronischen Gastritis.
— **Lebererkrankungen** und
— **Störungen in der Produktion der Verdauungssäfte** (Speichel, Magensäure, Bauchspeichel, Galle)

Sowohl in der Traditionellen Europäischen Medizin als auch in der TCM und der ayurvedischen Medizin kommt den an der Verdauung beteiligten Organen und deren Verdauungssäften eine zentrale Bedeutung zu.

Der Vorgang der Verdauung wird in der Humoralmedizin als „Kochung“, „Coctio“ oder Assimilation bezeichnet. Nur wenn bei der Kochung die Nahrung zu verwertbaren Substanzen umgewandelt werden kann, ist der gesamte Organismus ausgeglichen und gesund. Im Denkmodell der traditionellen Heilsysteme ist also die Ursache jeder Krankheitssituation in einer falschen Ernährung und einer damit verbundenen unzureichenden Kochung zu suchen.

Unsere Ernährungsgewohnheiten haben sich seit Beginn der industriellen Verarbeitung von Nahrungsmitteln so stark geändert, dass unser Organismus oft überfordert ist. Die Folge sind Unverträglichkeiten, Allergien und diverse Verdauungsprobleme, mit denen immer mehr Menschen zu kämpfen haben.

In der Traditionellen Europäische Medizin wie auch in der TCM wird versucht, die Assimilation und die Resorption der mit der Nahrung aufgenommenen Stoffe zu optimieren und die Verdauungskraft zu stärken. Dabei wird der Mensch immer ganzheitlich und individuell betrachtet.

Auch „psychische Belastungen" können manchmal nur schwer verdaut werden („Das schlägt mir auf den Magen!"). Seelischer Stress, Trauer, Sorgen oder Ängste bringen das Verdauungssystem schnell aus dem Gleichgewicht und können zu Verdauungsbeschwerden führen.

Eine Ernährungsempfehlung kann daher immer nur bedarfsgerecht und auf den einzelnen Menschen bezogen sein, denn sie muss sich an die individuellen Verdauungskräfte und die Assimilationsfähigkeit des Essenden anpassen.

Mit Hilfe der Pflanzenheilkunde können zahlreiche Verdauungsbeschwerden zumindest gelindert und im besten Fall sogar dauerhaft geheilt werden.

Die „Verdauungshelfer" des Pflanzenreichs enthalten oft Bitterstoffe und/ oder ätherische Öle als wichtige Inhaltsstoffe. Aus geschmacklichen Gründen werden diese Bitterstoffe aber in unseren kultivierten Salaten und Gemüsesorten vermehrt weggezüchtet, obwohl wir sie so dringend für unsere Verdauung bräuchten. Gut, dass wir in der Natur noch genügend Bitterstoffe in Pflanzen finden!

„Was bitter dem Mund, ist dem Magen gesund!“

Eine Aktivierung des Magens und der Verdauungssäfte gelingt mit folgenden bitter schmeckenden Heilpflanzen:

- **Amara tonica:** sind reine Bitterstoffdrogen. Sie fördern die Verdauung und stärken den Organismus: z. B. Gelber Enzian, Tausendgüldenkraut.
- **Amara aromatica:** sind Pflanzen, die Bitterstoffe und ätherische Öle enthalten. Sie wirken antibakteriell, krampflösend und entzündungshemmend: z. B. Schafgarbe, Engelwurz, Hopfen, Beifuß, Wermut.
- **Amara acria:** Pflanzen, die Bitterstoffe und Scharfstoffe enthalten, wirken verdauungsfördernd und fördern die Kreislauffunktionen: z. B. Ingwer, Galgant, Senf.
- **Amara adstringentia:** Pflanzen, die Bitterstoffe und Gerbstoffe enthalten, wirken zusammenziehend: z. B. Chinarinde, Andorn.
- **Amara mucilaginosa:** Pflanzen, die Bitterstoffe und Schleimstoffe enthalten: z. B. Isländisch Moos.

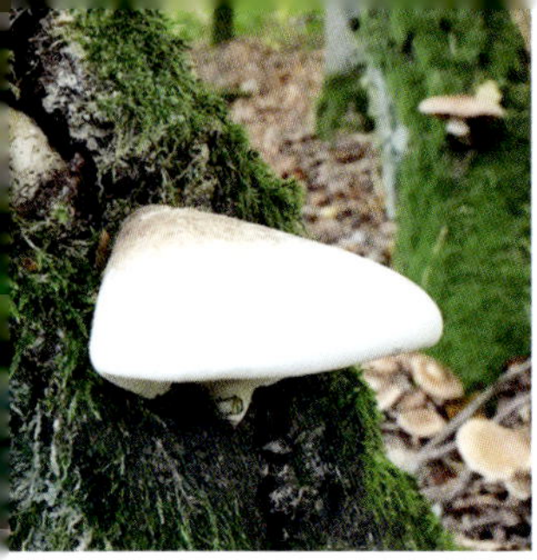

BIRKENPORLING

FOMITOPSIS BETULI

Anwendung:	Gastritis, Sodbrennen, Helicobacter pylori, Candida albicans, Blähungen, Darmparasiten, Magenschmerzen, Verdauungsbeschwerden, auch Hauterkrankungen
Eigenschaften:	antibakteriell, antibiotisch, entzündungshemmend, hautschützend, wurmtreibend, gegen Darmparasiten
Inhaltsstoffe:	Agaricinsäure, Polyporensäuren, Piptamin, Betulinsäure, Bitterstoffe
Verwendete Teile:	ganzer Fruchtkörper
Vorkommen:	Birke
Verwechslung:	Da es sich um einen sehr charakteristischen Pilz handelt, ist eine Verwechslung praktisch ausgeschlossen.
Sammelzeit:	August bis Dezember
Nebenwirkungen:	derzeit keine bekannt
Anwendungsbeschränkungen:	derzeit keine bekannt

Teezubereitung:

1. Der Birkenporling wird in Würfel geschnitten und frisch oder getrocknet verwendet.
2. 1 EL mit 250 ml Wasser aufkochen und dann mindestens 30 Minuten köcheln lassen.

Bewährt hat sich auch eine Rollkur:

Nach Einnahme des Pilztees auf nüchternem Magen dreht und wendet man sich in kürzeren Zeitabständen auf Bauch, Rücken und in Seitenlage, um die Magenschleimhaut gleichmäßig zu benetzen.

Wissenswertes:

Birkenporling schmeckt bitter. Mit anderen Kräutern (z. B. Pfefferminze, Fenchel, Ingwer) gemischt, kann man den Geschmack verbessern.

Übrigens:

Schon der Gletschermann Ötzi (3000 v. Chr.) trug den Birkenporling vermutlich als Antibiotikum in seiner Reiseapotheke bei sich!
Birkenporling wird momentan nur in der Volksmedizin angewandt, wissenschaftliche Untersuchungen laufen.

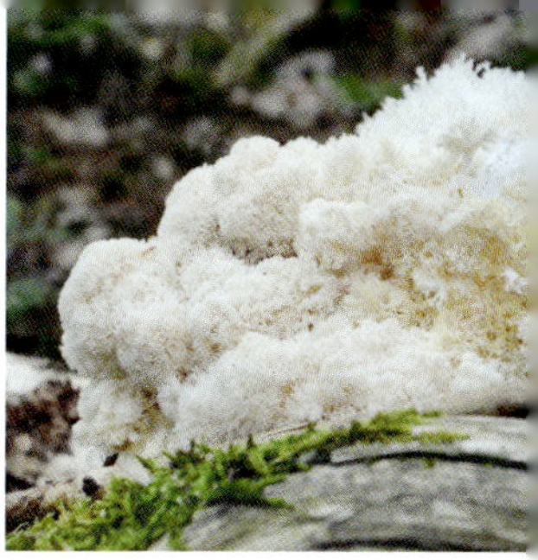

IGELSTACHELBART

HERICIUM ERINACEUS

Anwendung:	nervöse und entzündliche Magen-Darm-Beschwerden, chronisch-entzündliche Darmerkrankungen, Sodbrennen, Gastritis, dermatologische Leiden (Ekzeme, Neurodermitis ...), Allergien, Stress, Schlaflosigkeit, neurodegenerative Erkrankungen (Demenz, Parkinson ...), Nervenschwäche
Eigenschaften:	säureregulierend, entschlackend, immunstärkend, antimikrobiell, tumorhemmend, cholesterinsenkend, nervenstärkend, gedächtnisstärkend, haut- und schleimhautstärkend
Inhaltsstoffe:	Polysaccharide, Polypeptide, Phytosterine, Mineralstoffe (Kalium, Phosphor ...), Aminosäuren, Hericenone, Erinacine
Verwendete Teile:	Fruchtkörper
Vorkommen:	alte Laubbäume (Eiche, Buche, Apfel-, Nussbaum)
Verwechslung:	Hericium coralloides, Dorniger Stachelseitling
Sammelzeit:	September bis Winteranfang
Nebenwirkungen:	nicht bekannt
Anwendungs-beschränkungen:	nicht bekannt

Der Igelstachelbart oder Affenkopfpilz ist nicht nur ein ausgezeichneter Speisepilz, er eignet sich auch für die Teezubereitung:
Den ungewaschenen Pilz klein schneiden und im Backrohr trocknen. 1 TL mit 250 ml **kochendem Wasser aufgießen** und zugedeckt 30 Minuten ziehen lassen.

Wissenswertes:
Wissenschaftlich nachgewiesen wurde bereits seine hemmende Wirkung auf Helicobacter-pylori-Bakterien.

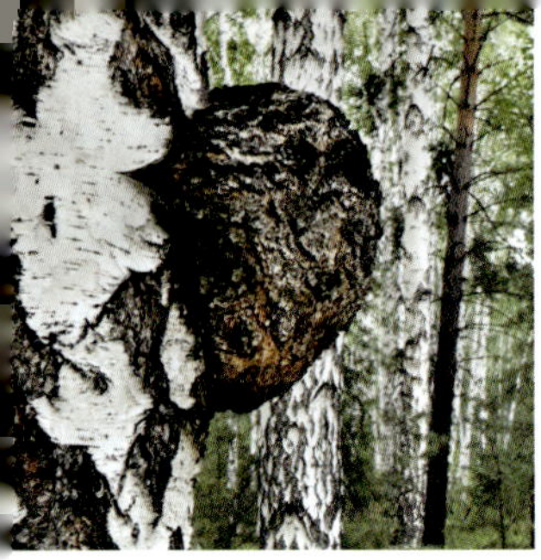

SCHILLERPORLING, SCHIEFER

CHAGA, INONOTUS OBLIQUUS

Anwendung:	Krebs, entzündliche Magen-Darmerkrankungen, allergische Hauterkrankungen
Eigenschaften:	abwehrstärkend, immunmodulierend, antioxidativ, entzündungshemmend, tumorhemmend, leberschützend, stoffwechselanregend, antiviral
Inhaltsstoffe:	Polyphenole, Triterpene, Polysaccharide, Mineralstoffe
Verwendete Teile:	schwarze Knollen
Vorkommen:	40–70-jährige Birken in meist höheren Lagen
Verwechslung:	Die pilzuntypische Form kann mit Baumwucherungen verwechselt werden. Klärung bringt ein Schnitt mit einem Messer: Der Schillerporling ist im Inneren gelb bis rostbraun.
Sammelzeit:	ganzjährig (mehrjähriger Pilz)
Nebenwirkungen:	möglicherweise leichte Verstopfung
Anwendungsbeschränkungen:	nicht bekannt

Teezubereitung::

1. 1 TL getrockneten Pilz mit 250 ml **kaltem Wasser** über Nacht zustellen und dann auf max. 80 °C erhitzen (nicht kochen!) und 20 Minuten ziehen lassen. Abseihen und zu den Mahlzeiten trinken.
2. Chaga kann man auch gut mit anderen Teesorten mischen. In diesem Fall die Kräuter erst nach dem Aufkochen hinzufügen.
3. Bei schweren Erkrankungen werden 3 Tassen täglich über einen längeren Zeitraum empfohlen (3–6 Monate).
4. Den Tee kann man auch auf Vorrat kochen und für einige Tage im Kühlschrank aufbewahren.

Wissenswertes:

Seit dem 15. Jahrhundert wird der Schillerporling als Teeaufguss in der russischen Volksmedizin unter dem Namen Chaga („Tschaga") angewandt. Er erscheint zunächst als Knolle unter der Rinde und bricht diese schließlich auf.

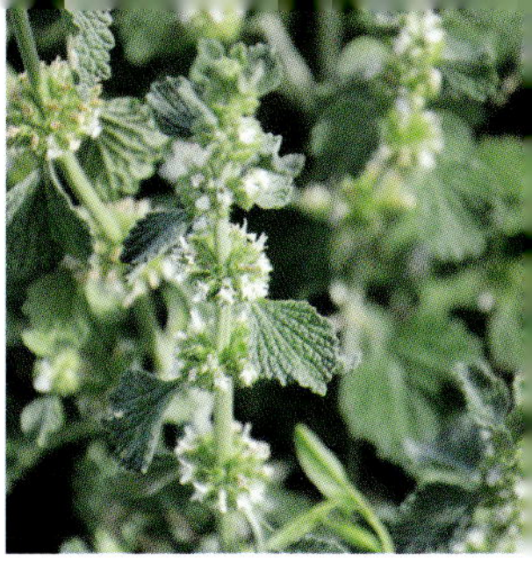

ANDORN

MARRUBIUM VULGARE

Anwendung:	Verdauungsstörungen (Blähungen, Völlegefühl), Gallenbeschwerden, Appetitlosigkeit, auch bei Keuchhusten, chronischem Husten, Infekten der oberen Atemwege, körperlicher Schwäche
Eigenschaften:	magenstärkend, appetitanregend, verdauungsanregend, stoffwechselanregend, hustenstillend, harntreibend
Inhaltsstoffe:	Bitterstoff Marrubiin, Gerbstoffe, Saponine, ätherisches Öl, Diterpen, Cholin, Kalzium, Kalium
Verwendete Teile:	obere Pflanzenteile
Sammelzeit:	Sommer bis Herbst
Nebenwirkungen:	derzeit keine bekannt
Anwendungs-beschränkungen:	Nicht bei bekannten Nierenleiden anwenden.

Teezubereitung:

1. 1 TL Kraut wird mit 200 ml **kochendem Wasser übergossen** und 10 Minuten ziehen gelassen. 3 Mal täglich eine Tasse trinken.
2. Bei Völlegefühl und Blähungen den Tee vor dem Essen trinken.

Wissenswertes:

Andorn ist eine alte Heilpflanze, die in letzter Zeit etwas in Vergessenheit geraten ist. Um sie wieder mehr in den Blickpunkt zu rücken, wurde sie zur Arzneipflanze des Jahres 2018 gekürt.

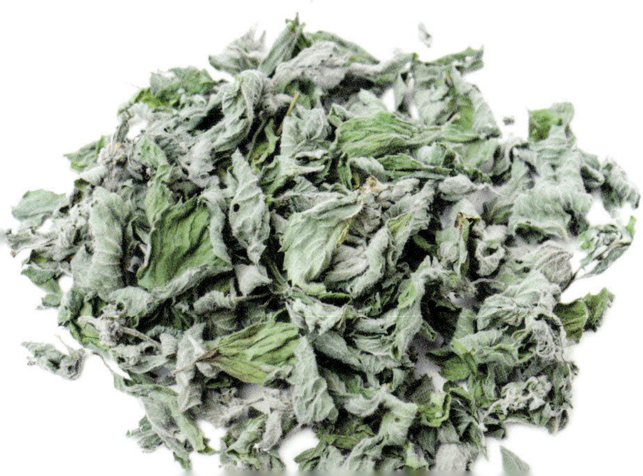

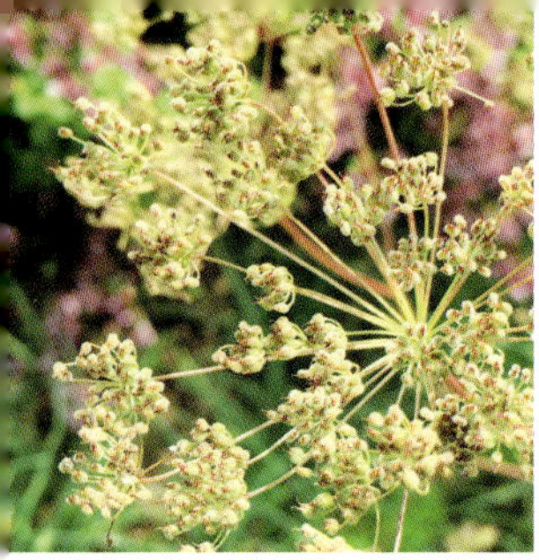

ANIS

PIMPINELLA ANISUM

Anwendung:	krampfartige Blähungen, auch bei Erkrankungen der Atemwege (Bronchitis, Rachenentzündung), Menstruationsbeschwerden
Eigenschaften:	krampflösend, blähungstreibend, schleimlösend, milchbildend (Stillzeit), antibakteriell
Inhaltsstoffe:	6 % ätherisches Öl (Anethol, Anisaldehyd), Eiweiß, Fett, Cumarine
Verwendete Teile:	Früchte
Sammelzeit:	August bis September (wenn die Körner gut reif sind)
Nebenwirkungen:	Gelegentlich treten allergische Reaktionen auf.
Anwendungs-beschränkungen:	Nicht anwenden bei bekannter Allergie gegen Doldenblütler.

Teezubereitung:

1. Für den Tee, der auch für Säuglinge wohltuend ist, **übergießt** man ½ TL mit dem Mörser angestoßene Aniskörner und Früchte mit 200 ml **kochendem Wasser** und lässt dies 10 Minuten zugedeckt ziehen.

Eine Mischung aus gleichen Teilen Anis, Fenchel und Kümmel ist besonders wirksam.

Achtung!
Anis in der Natur nur dann sammeln, wenn eine genaue Bestimmung möglich ist. Man kann ihn leicht mit anderen (giftigen) Doldenblütlern verwechseln!

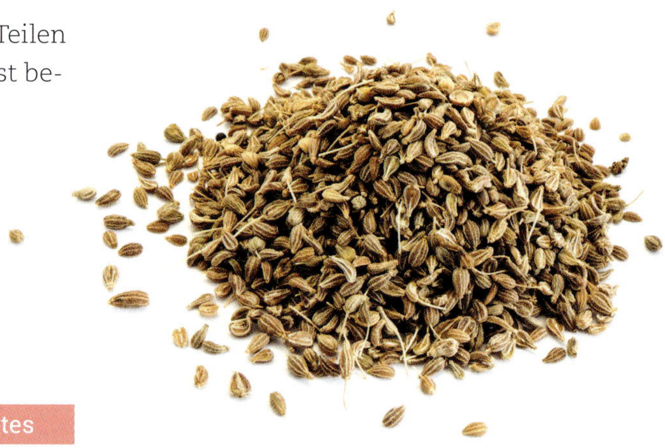

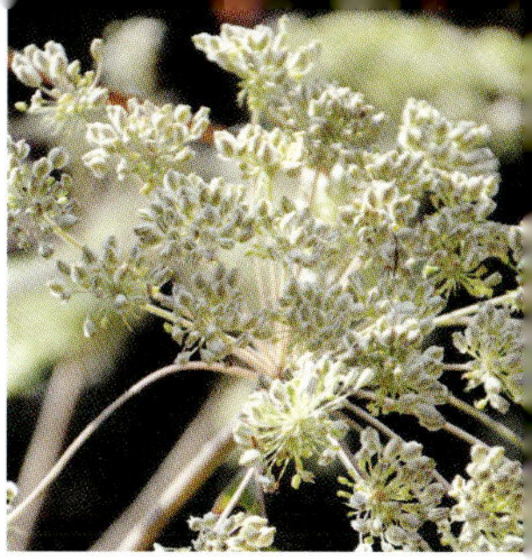

ENGELWURZ

ANGELICA ARCHANGELICA

Anwendung:	Verspannungnen im Magen- und Darmbereich, Blähungen, Völlegefühl, Krämpfe, auch Bronchialleiden, Lungenentzündung, chronischer Husten
Eigenschaften:	verdauungsfördernd, abwehrsteigernd, magenstärkend, antimikrobiell, menstruationsfördernd, harntreibend, schweißtreibend, blähungswidrig, auswurffördernd, nervenanregend, galletreibend, krampflösend, ev. fruchtbarkeitsfördernd
Inhaltsstoffe:	ätherische Öle, Bitterstoffe, Gerbstoffe, Stärke, Pektin, Zucker, Cumarine, Gerbstoffe, Harz
Verwendete Teile:	Wurzel
Sammelzeit:	Wurzel im zeitigen Frühjahr oder Herbst
Nebenwirkungen:	Photosensibilisierung, allergische Reaktionen auf der Haut
Anwendungs-beschränkungen:	Nicht in der Schwangerschaft anwenden.

Teezubereitung:

1. 2 TL Engelwurz mit 200 ml kaltem Wasser ansetzen und kurz aufkochen. 5 Minuten ziehen lassen und abseihen. 3 Tassen Tee am Tag sind ausreichend.
2. Als Verdauungshilfe ½ Stunde vor den Mahlzeiten trinken.

Übrigens:

Besonders Kinder profitieren von der Heilkraft der stärkenden Pflanze.
Die Inhaltsstoffe können nach einigen Tagen zu größerer Lichtempfindlichkeit führen, daher sind ausgedehnte Sonnenbäder zu vermeiden!
Verwechslungsgefahr besteht mit dem Wiesen-Bärenklau, dessen Stängel behaart und kantig gefurcht ist.

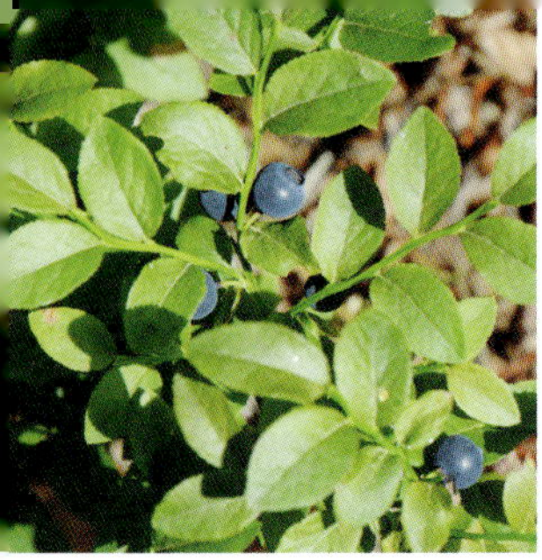

HEIDELBEERE

VACCINIUM MYRTILLUS

Anwendung:	unspezifische Durchfallerkrankungen, Entzündungen der Mund- und Rachenschleimhaut
Eigenschaften:	zusammenziehend, wundheilend, antioxidativ
Inhaltsstoffe:	Gerbstoffe, Anthocyane, Fruchtsäuren, Flavonoide, Kaffeesäurederivate, Pektine, Vitamine und Mineralstoffe
Verwendete Teile:	Früchte (getrocknet)
Sammelzeit:	Sommer
Nebenwirkungen:	Frische Heidelbeeren können Durchfall hervorrufen. Für getrocknete Heidelbeeren sind keine Nebenwirkungen bekannt.
Anwendungsbeschränkungen:	Sollte der Durchfall länger als 3–4 Tage anhalten, sollten Sie ärztlichen Rat hinzuziehen.

Teezubereitung:

Für den Tee wird 1 TL getrocknete und zerstoßene Heidelbeeren mit 150 ml **heißem Wasser überbrüht** und 10 Minuten ziehen gelassen. Von diesem Tee bis zu 6 Tassen pro Tag trinken.

Wissenswertes:

Die Rauschbeere oder Moorbeere ist eine Verwandte der Heidelbeere und wächst bevorzugt in Mooren. Im Unterschied zur Heidelbeere ist ihr Fruchtfleisch weiß und sie ist geschmacklos. Nach ihrem Verzehr wurden gelegentlich Vergiftungserscheinungen beobachtet.

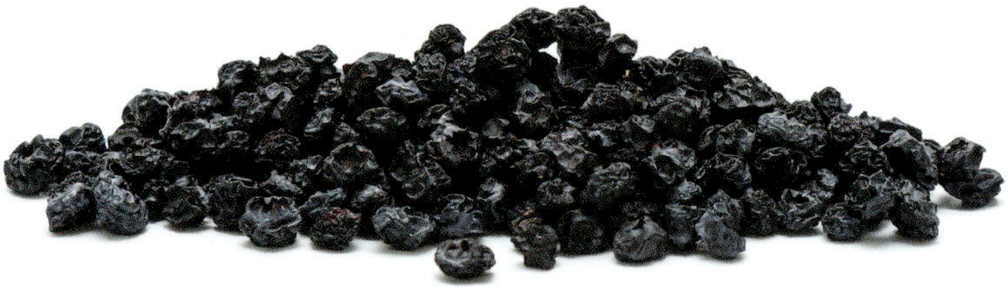

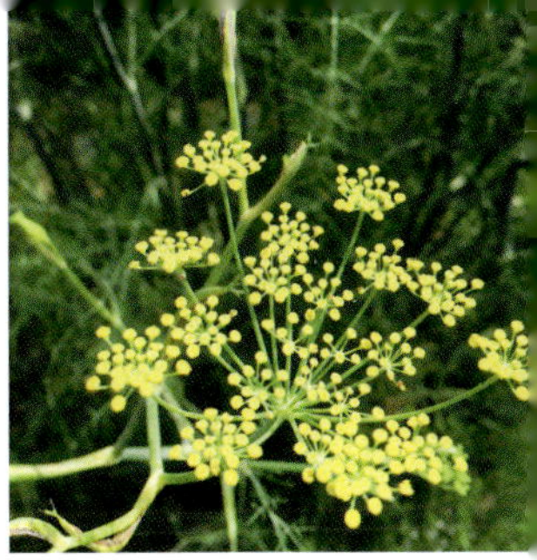

FENCHEL

FOENICULUM VULGARE

Anwendung:	Blähungen, Darmkrämpfe, Durchfall (vor allem bei Kindern), Magenverschleimung, Magenschwäche, Mundgeruch, Völlegefühl, auch bei Erkältungsbeschwerden (Schnupfen, Rachenentzündung)
Eigenschaften:	verdauungsfördernd, krampflösend, appetitanregend, beruhigend, schleimlösend, wurmwidrig
Inhaltsstoffe:	ätherisches Öl, Transanethol, Estragol, Fenchon, Protein, Flavonoide, Zucker, Schleim, Vitamine
Verwendete Teile:	Samen, Wurzel, Kraut, Früchte
Sammelzeit:	Kraut im Sommer, Früchte im Herbst
Nebenwirkungen:	Gelegentlich treten allergische Reaktionen auf.
Anwendungsbeschränkungen:	Nicht anwenden bei bekannter Allergie gegen Doldenblütler.

Teezubereitung:

Für den Tee wird ein gehäufter TL zerquetschter Fenchelsamen mit 200 ml **siedendem Wasser übergossen** und 10 Minuten zugedeckt stehen gelassen.

Wissenswertes:

Fencheltee hilft schon Säuglingen bei Blähungen und Verdauungsbeschwerden, fördert aber auch die Milchbildung stillender Frauen und die Babys schlafen ruhiger.

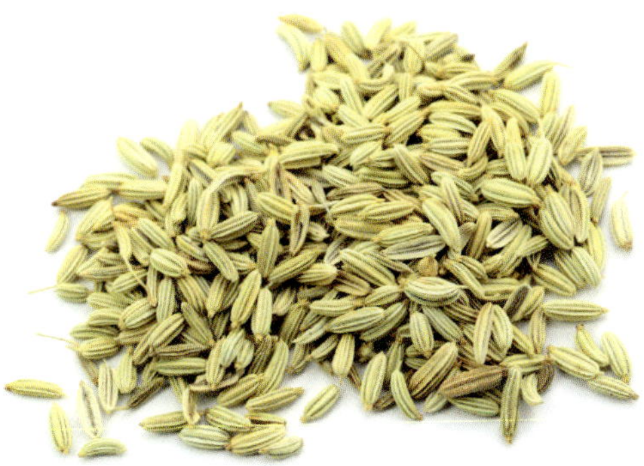

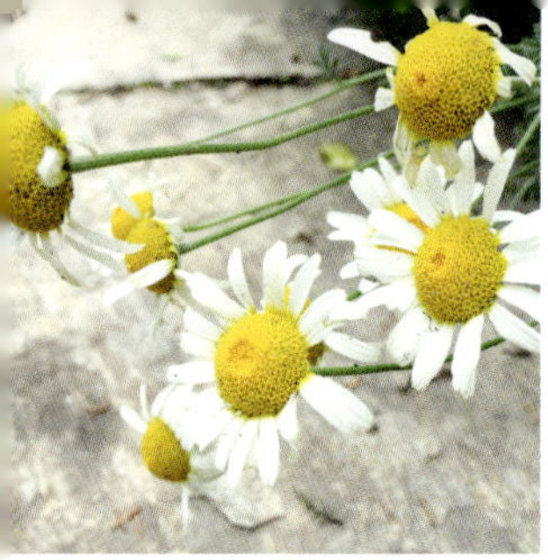

KAMILLE

MATRICARIA CHAMOMILLA

Anwendung:	Blähungen, Koliken, Bauchweh, krampfartige Beschwerden, auch bei Rachen- und Zahnfleischentzündungen, Erkältung, Blasenentzündung, „Frauenleiden“
Eigenschaften:	entzündungshemmend, wundheilend, krampflösend, beruhigend, schmerzlindernd, magenstärkend, antiseptisch
Inhaltsstoffe:	Chamazulen, ätherische Öle, Bisabolol, Flavonoide, Oxycumarine, Bitterstoffe, Schleimstoffe, Magnesium
Verwendete Teile:	Blütenköpfe und Kraut
Sammelzeit:	Juni bis August
Nebenwirkungen:	Gelegentlich treten allergische Reaktionen auf.
Anwendungsbeschränkungen:	Nicht anwenden bei bekannter Allergie.

Teezubereitung:
2 TL Kamillenblüten mit 200 ml **kochendem Wasser übergießen** und 10 Minuten zugedeckt ziehen lassen.

Kamillen-Rollkur bei Zwölffingerdarm- oder Magengeschwür:
Man trinkt 2 Tassen starken Kamillentee und legt sich sofort ins Bett. Nun liegt man jeweils 8–10 Minuten am Rücken, auf der Seite, am Bauch und auf der anderen Seite. Danach ruht man noch ca. 30 Minuten nach. Jetzt sollten alle Schleimhautteile des Magens oder Darmes mit den Heilstoffen der Kamille in Berührung gebracht worden sein. Erst danach wird gefrühstückt.

Diese Kur sollte eine Woche lang täglich durchgeführt werden. Äußerlich hilft die Kamille auch nachweislich bei Wunderkrankungen und entzündlichen Hauterkrankungen (z. B. mittels Sitzbädern im Anal- und Genitalbereich).

Achtung!
Die Echte Kamille kann leicht mit der Hundskamille verwechselt werden, welche unwirksam ist und häufig zu Unverträglichkeiten führt.
Die Kamille wirkt wunderbar bei Kindern, sie ist aber auch ein Frauenmittel in der Schwangerschaft und nach der Geburt.

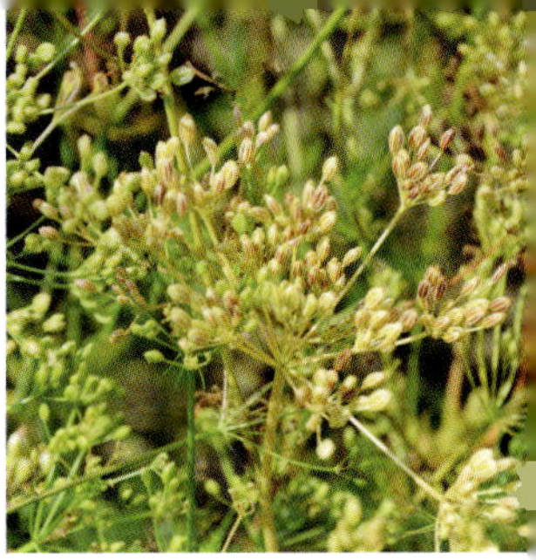

KÜMMEL
CARUM CARVI

Anwendung:	Blähungen, Koliken, Völlegefühl, nervöse Magenstörungen, Verdauungsbeschwerden bei Säuglingen und Kleinkindern, Mundgeruch, Appetitlosigkeit
Eigenschaften:	blähungswidrig, appetitanregend, verdauungsfördernd, entkrampfend, magenberuhigend, milchbildungsfördernd, menstruationsfördernd
Inhaltsstoffe:	Proteine, ätherisches Öl (Limonen, Carvon), fettes Öl, Polysaccharide, Cumarine, Flavonoide, Gerbstoffe, Harz
Verwendete Teile:	Früchte
Sammelzeit:	Juni bis Juli
Nebenwirkungen:	Nicht bekannt
Anwendungsbeschränkungen:	Nicht anwenden bei Allergie gegen Korb- oder Doldenblütler.

Teezubereitung:

1. Für den Tee werden 1 TL angequetschte Kümmelkörner mit 200 ml **kochendem Wasser übergossen** und nach 10 Minuten abgeseiht. 2–3 Tassen täglich sind ausreichend.
2. Für Säuglinge verdünnt man den Tee 1:1 mit Wasser.
3. Für Kinder 1 TL Kümmelsamen mit heißer Milch überbrühen, abkühlen lassen und schluckweise zu trinken geben.

Wissenswertes:

Kümmel gehört zu den ältesten Gewürzen in unserem Kulturkreis und sein ätherisches Öl entfaltet hauptsächlich im Darm seine heilkräftige Wirkung.
Kümmeltee soll außerdem den Geburtsvorgang erleichtern, die Milchbildung stillender Frauen fördern und bei schmerzhafter Periode entkrampfend wirken.

Achtung!

Kümmel in der Natur nur dann sammeln, wenn eine genaue Bestimmung möglich ist. Man kann ihn leicht mit anderen (giftigen) Doldenblütlern verwechseln!

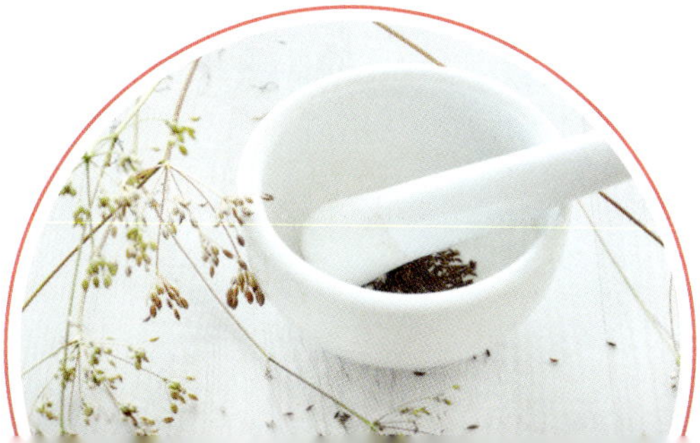

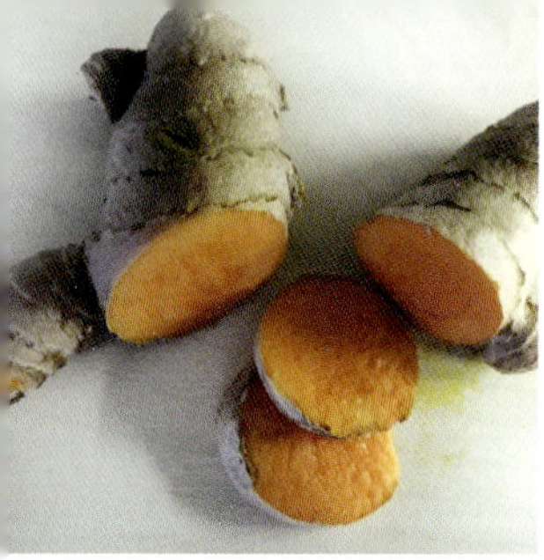

KURKUMA

CURCUMA LONGA SYN. C. AROMATICA SYN. C. DOMESTICA

Anwendung:	alle Magenbeschwerden und Magenerkrankungen, schwache Gallenproduktion, Völlegefühl, Blähungen
Eigenschaften:	gallewirksam, leberschonend, entzündungshemmend, antibakteriell, stoffwechselanregend, krebshemmend, cholesterinspiegelsenkend
Inhaltsstoffe:	ätherische Öle, Curcuminoide (Farbstoffe), Polysaccharide
Verwendete Teile:	Wurzel
Sammelzeit:	Längerer Gebrauch kann zu Magenreizung führen.
Nebenwirkungen:	Nicht anwenden bei Verschluss der Gallenwege (Gallensteine) oder Gallenerkrankungen.
Anwendungs-beschränkungen:	Nicht anwenden bei bekannter Allergie.

Teezubereitung:
1 TL fein geraspelte Wurzel wird mit 150 ml **kochendem Wasser aufgegossen** und etwa 5 Minuten ziehen gelassen. Abgeseiht wird das Getränk vor einer Mahlzeit getrunken. 3 Tassen täglich sind ausreichend.

Einen Tee macht man nur aus der ganzen Wurzel, nicht aus dem Pulver.

Übrigens:
In wissenschaftlichen Untersuchungen wurde die krebshemmende und cholesterinsenkende Wirkung von Kurkuma bestätigt.

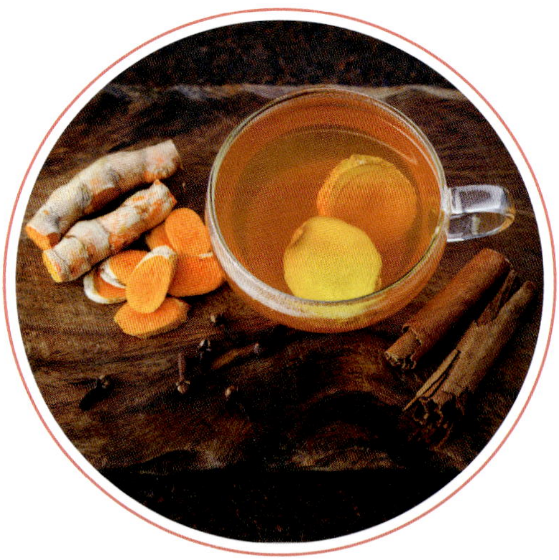

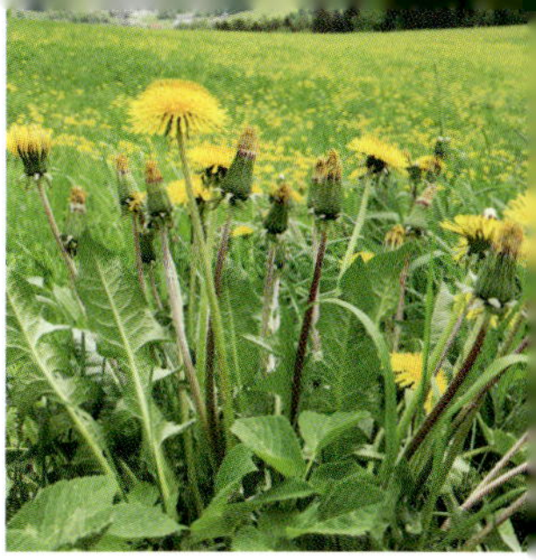

LÖWENZAHN

TARAXACUM OFFICINALE

Anwendung:	„Reinigungskur" im Frühjahr, schwache Gallenproduktion, Übersäuerung, Stoffwechselanregung, Milzleiden, Leberleiden, Gicht, Rheuma, Appetitlosigkeit, Vorbeugung gegen Nierengrieß
Eigenschaften:	gallebildend, gallenflussfördernd, leberstärkend, nierenanregend, stoffwechselanregend, harntreibend, entschlackend, antirheumatisch, belebende Wirkung auf alle Körperfunktionen
Inhaltsstoffe:	Bitterstoffe, Taraxacin, Taraxanthin, Laevulin, Carotinoide, Cholin, Stärke, Schleimstoffe, Flavonoide, Triterpene, Wachs, Eiweiß, Zucker, Inulin, Vitamine A, B, C, D und E, Kieselsäure, Mineralstoffe (vor allem Magnesium, Kalium, Kalzium, Eisen)
Verwendete Teile:	Wurzel (Herbst), junge Blätter, Blüten
Nebenwirkungen:	Gelegentlich treten allergische Reaktionen oder Magen-Darm-Beschwerden auf.
Anwendungsbeschränkungen:	Nicht anwenden bei Verschluss der Gallenwege oder bei Darmverschluss.

Teezubereitung:

1. 2 TL Blättermischung mit 200 ml **kochendem Wasser übergießen**, 10 Minuten ziehen lassen, 3 Mal täglich trinken.
2. 1–2 TL zerkleinerte Wurzel und/oder Kraut mit 200 ml **kochendem Wasser übergießen**, nach 10 Minuten Ziehzeit abseihen. 3 Tassen täglich (vor den Mahlzeiten) sind ausreichend. Am besten kurmäßig über 4–6 Wochen anwenden.

Wissenswertes:

Der Löwenzahn zeichnet sich nicht nur durch seine Heilwirkung aus, bemerkenswert sind die vielen Volksnamen, unter denen er bekannt ist: Von „Pusteblume", „Pissblume", „Hexenmilch" bis zu „Röhrleinkraut" gibt es angeblich mehr als 500 Volksnamen für die belebende Pflanze.
Bei einer gestörten Kalziumaufnahme wirkt der Löwenzahn als Zellkommunikator.

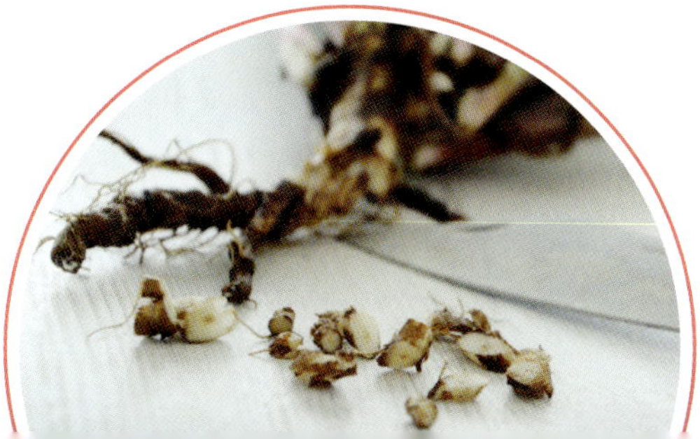

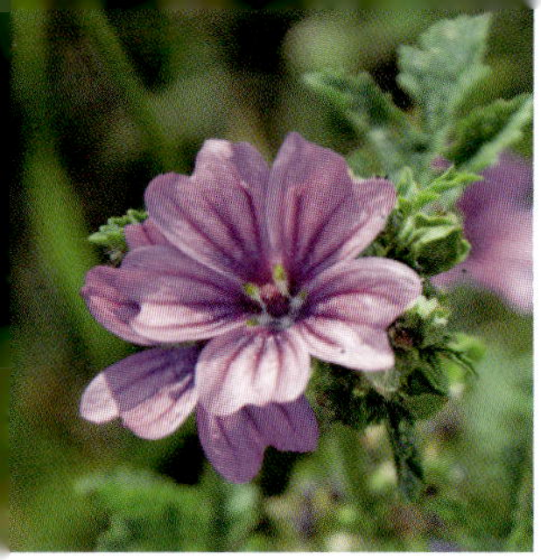

MALVE, WILDE – KÄSEPAPPEL

MALVA SYLVESTRIS

Anwendung:	Schleimhautreizungen im Mund- und Rachenraum, Übelkeit, Gastritis, Magen- und Zwölffingerdarmgeschwüre, auch bei trockenem Reizhusten
Eigenschaften:	reizlindernd, zusammenziehend, wundheilend, entzündungshemmend
Inhaltsstoffe:	Schleimstoffe (6–10 %), Tannine, Gerbstoffe, Flavonoide, Anthocyanine, Kalium, Natrium
Verwendete Teile:	Blüten, Blätter
Sammelzeit:	Juni bis September
Nebenwirkungen:	Die Aufnahme anderer Arzneistoffe kann vermindert werden. Ein Abstand von einer Stunde zwischen Teegenuss und Arzneieinnahme ist empfehlenswert.
Anwendungsbeschränkungen:	Nur Produkte mit gesicherter Qualitätskontrolle verwenden.

Teezubereitung:

1. 2 TL Blüten **kalt ansetzen** und 2–3 Stunden ziehen lassen, leicht erwärmen, abseihen und bei Magenbeschwerden ½ Stunde vor dem Essen trinken, bei Erkältungskrankheiten mehrmals täglich zu sich nehmen.
2. Der Tee ist wohlschmeckend und wird bereits von Kleinkindern gut vertragen, er lässt sich auch gut mit anderen Heilpflanzen mischen.
3. Bei Entzündungen der Mund- und Rachenschleimhaut eignet sich der Tee auch zum Gurgeln.

Übrigens:

Die Wilde Malve wird auch noch Käsepappel genannt, denn die Samen, die wie kleine Käselaibchen aussehen, wurden früher für die Zubereitung von Brei zum „Aufpäppeln“ der Kinder verwendet. Die Malve hat ein ähnliches Wirkungsspektrum wie der Eibisch. Der Hibiskus ist ein Verwandter der Malve und als „Rote Malve“ im Handel erhältlich. Ihm fehlen allerdings die schützenden Pflanzenschleime.

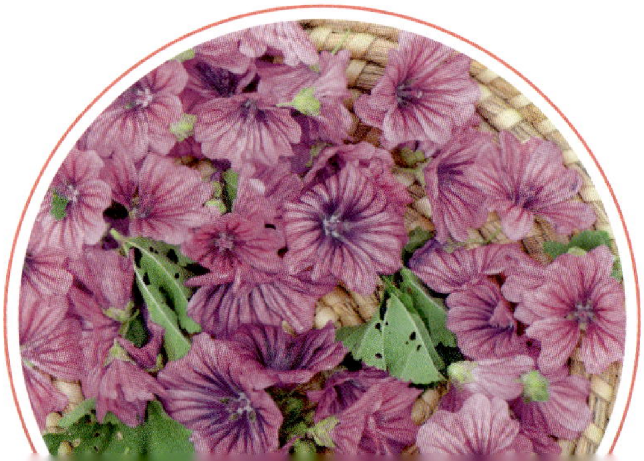

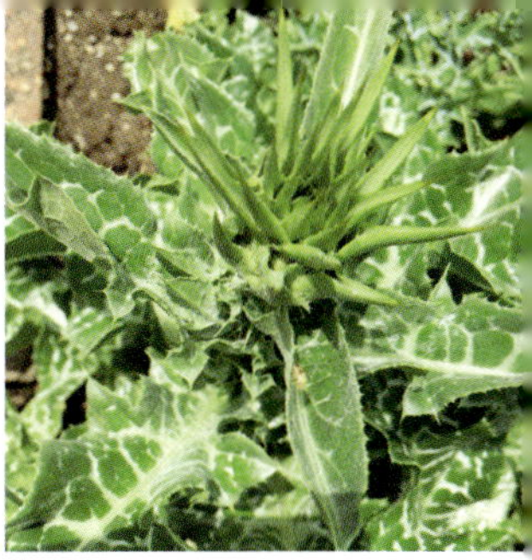

MARIENDISTEL

SILYBUM MARIANUM

Anwendung:	toxische Leberschäden, chronisch-entzündliche Lebererkrankungen, Hepatitis, Leberzirrhose, akute Vergiftungen (Knollenblätterpilz)
Eigenschaften:	leberstärkend, Leberzellen regenerierend, krampflösend, galletreibend
Inhaltsstoffe:	Silymarin, Flavonoide, Eiweiß, fettes Öl, ätherisches Öl
Verwendete Teile:	reife Früchte
Sammelzeit:	Juni bis September
Nebenwirkungen:	gelegentlich leichter Durchfall
Anwendungsbeschränkungen:	Bei bekannter Allergie gegen Korbblütengewächse nicht anwenden. Für die Anwendung während der Schwangerschaft oder Stillzeit liegen keine Erkenntnisse vor.

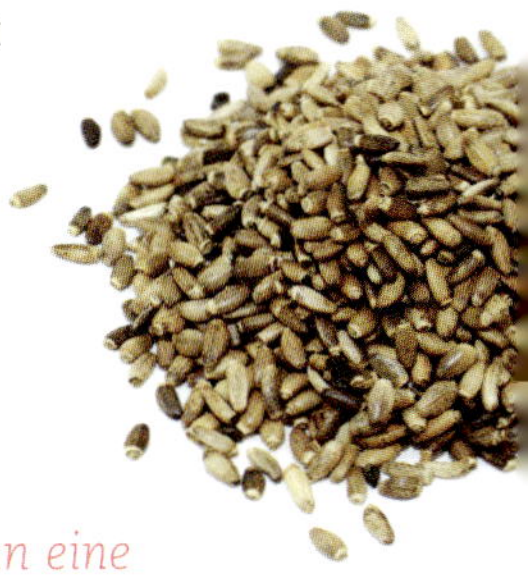

Teezubereitung:

Für den Tee werden 2 TL Samen zerstoßen und mit 200 ml heißem Wasser übergossen. 10 Minuten ziehen lassen. Von diesem Tee werden 3 Tassen pro Tag nach dem Essen getrunken.

Wissenswertes:

Die Königin der Disteln kann eine stattliche Höhe von bis zu 150 cm erreichen. Warum ihre Blätter weiß gefleckt sind, das erzählt eine alte Geschichte: Maria war auf der Flucht nach Ägypten, als sie einen Platz zum Stillen suchte. Die Distel bemerkte dies und bildete mit ihren Blättern einen schützenden Ort für Mutter und Kind. Einige Tropfen Milch fielen auf die Blätter und seither ist das Kraut gefleckt.

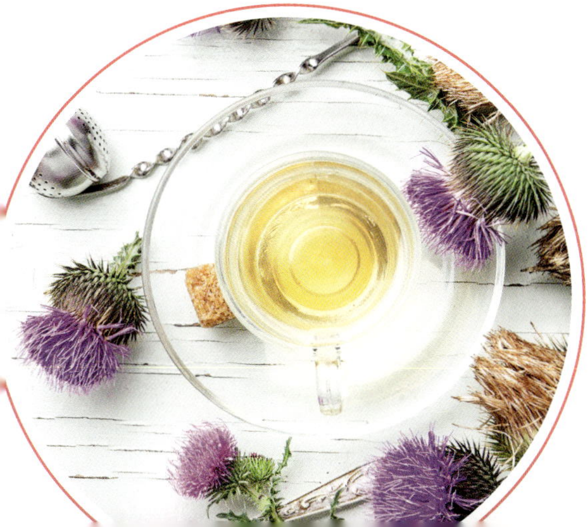

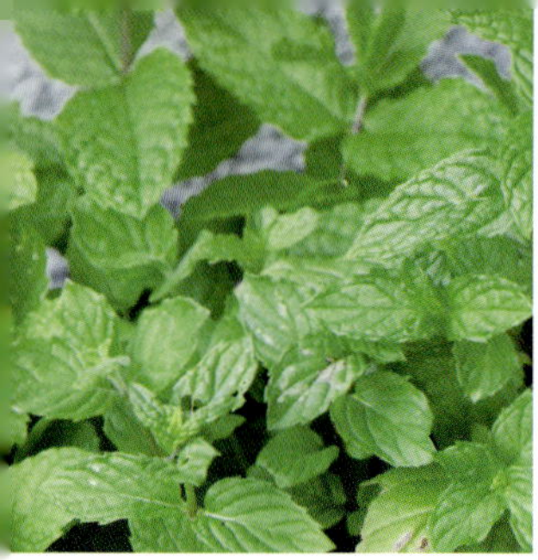

PFEFFERMINZE

MENTHA PIPERITA

Anwendung:	Magen- und Darmbeschwerden (Krämpfe, Blähungen, Völlegefühl), Beschwerden der Gallenblase und der Gallenwege, Reizdarm, Gastritis, Mundgeruch, auch zum Abstillen
Eigenschaften:	schmerzlindernd, krampflösend, galleanregend, leberwirksam, blähungswidrig, kühlend, nervenstärkend, keimtötend
Inhaltsstoffe:	ätherische Öle (Menthol), Gerbstoffe, Bitterstoffe, Flavonoide
Verwendete Teile:	Blätter und Blüten
Sammelzeit:	Sommer
Nebenwirkungen:	gelegentlich allergische Reaktionen
Anwendungsbeschränkungen:	Nicht einnehmen bei akuten Magengeschwüren, Gallenblasenentzündung, Verschluss der Gallenwege und schweren Leberschäden. Für Babys und Kleinkinder nicht geeignet. Erleichtert das Abstillen.

Teezubereitung:

1. 2 TL Kraut werden mit 200 ml heißem Wasser übergossen und 10 Minuten zugedeckt ziehen gelassen. 3 Tassen pro Tag sind ausreichend.
2. Den Tee kurmäßig nicht länger als 2–3 Wochen trinken, da sich der Körper an die Pfefferminze gewöhnt und diese dann keine Wirkung mehr zeigt.
3. Wenig Tee (eine Tasse täglich) wirkt anregend, größere Mengen wirken beruhigend.

Viele Teemischungen werden durch die Zugabe der Pfefferminze geschmacklich besser und sie scheint auch die Wirkung anderer Kräuter zu unterstützen.

Wissenswertes:

Diese uralte Heilpflanze wurde schon vor Jahrtausenden in Ägypten als Grabbeigabe verwendet und viele alte Schriften bezeugen ihre heilkundliche Verwendung.

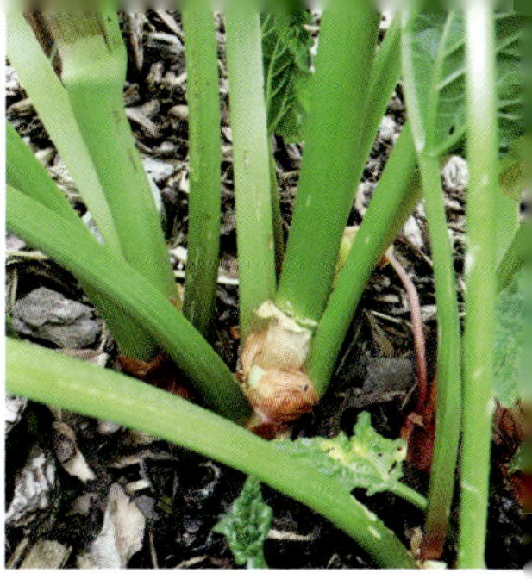

RHABARBER

RHEUM OFFICINALIS, RHEUM PALMATUM

Anwendung:	Verstopfung, Durchfall, Zahnfleischentzündung
Eigenschaften:	abführend, stuhlerweichend, stuhlfördernd, magenstärkend, galleanregend
Inhaltsstoffe:	Tommin, Gummi, Stärke, Zucker, Pektin, Fett, Oxalsäure, ätherische Öle, Gerbstoffe, Kalzium, Eisen, Karotin, Vitamine B1, B2, C, Anthrachinone
Verwendete Teile:	Wurzelstock, Blattstangen vor der Blüte
Sammelzeit:	ganzjährig (Wurzeln), Juni und Spätherbst (Blätter)
Nebenwirkungen:	krampfartige Magen-, Darmbeschwerden
Anwendungs-beschränkungen:	Die Anwendung sollte auf wenige Tage beschränkt werden, da ansonsten die Darmträgheit verstärkt wird. Nicht bei Kindern unter 12 Jahren sowie in der Schwangerschaft und Stillzeit anwenden! Nicht bei Darmverschluss und entzündlichen Darmerkrankungen!

Teezubereitung:

1. 1 TL klein geschnittene, getrocknete Wurzel pro Tasse fördert den Stuhlgang (Anthrachinone wirken abführend) – ½ TL stopft (Gerbstoffe greifen heilsam ein).
2. **Mildes Abführmittel gegen Verstopfung:** 1 TL zerkleinerte Wurzel mit 200 ml **kochendem Wasser übergießen**. 10 Minuten ziehen lassen, abseihen und morgens und/ oder abends eine Tasse trinken. Die Wirkung setzt nach 8–10 Stunden ein.
3. **Mildes Stopfmittel bei Durchfall:** ½ TL zerkleinerte Wurzel wird mit 200 ml **heißem Wasser übergossen** und nach 10 Minuten Ziehzeit durch ein Teesieb geleert. Eine Tasse pro Tag ist ausreichend.

Wissenswertes:
Unser Garten-Rhabarber ist meist eine kultivierte Form, die ursprünglichen und medizinisch verwendeten Arten kommen aus China, Indien und Tibet.

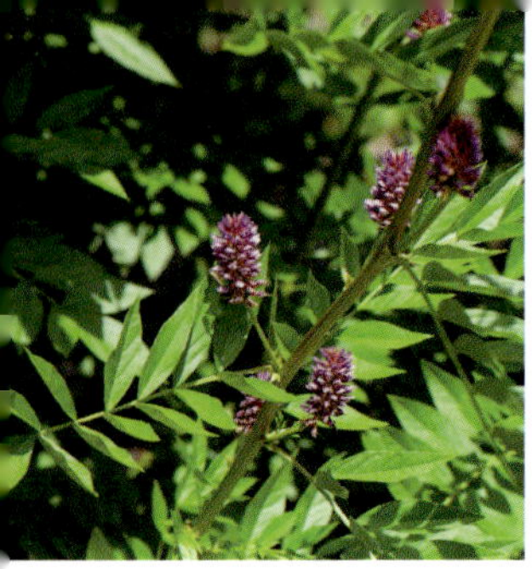

SÜSSHOLZ

GLYCYRRHIZA GLABRA

Anwendung:	Reizmagen, Sodbrennen, Gastritis, Magen- und Zwölffingerdarmgeschwüre, auch bei Husten
Eigenschaften:	entzündungshemmend, schleimlösend, antioxidativ, süßend
Inhaltsstoffe:	Schleimstoffe, Saponine, Glycyrrhizin (50 x süßer als Zucker!), Flavonoide, Cumarine, Phytosterin
Verwendete Teile:	Hauptwurzel und das ausgedehnte Wurzelsystem
Sammelzeit:	September, Oktober
Nebenwirkungen:	Bei längerer Anwendung und in hohen Dosen (20 g täglich) kann es zu Bluthochdruck, Ödemen und Kaliummangel kommen.
Anwendungsbeschränkungen:	In der Schwangerschaft und Stillzeit, bei Bluthochdruck, Herzerkrankungen, Niereninsuffizienz, Diabetes und Gallen- und Lebererkrankungen sollte man Süßholz meiden. Nicht länger als 6 Wochen einnehmen. Wechselwirkungen mit Medikamenten sind möglich.

Teezubereitung:

Zur Teebereitung wird 1 TL zerkleinerte Süßholzwurzel mit 200 ml **kochendem Wasser übergossen**. Den Aufguss etwa 10 Minuten ziehen lassen, dann abseihen. 2 bis 3 Mal täglich nach den Mahlzeiten trinken.

Teemischungen sind möglich mit Kamille, Pfefferminze oder Fenchel.

Übrigens:

Wirkstoffe der Süßwurzel konnten im Laborversuch den Magenkeim Helicobacter pylori bekämpfen.

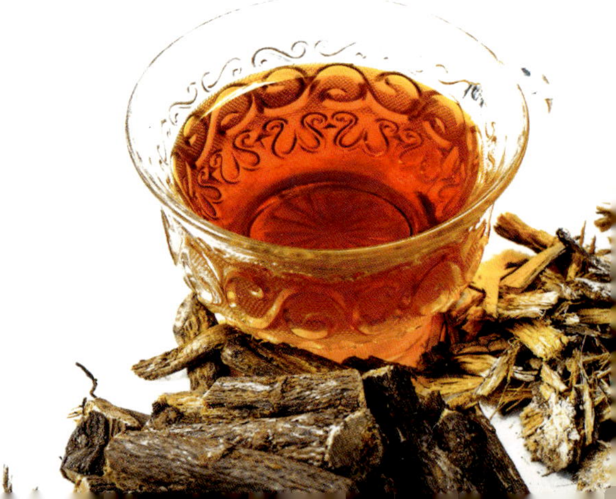

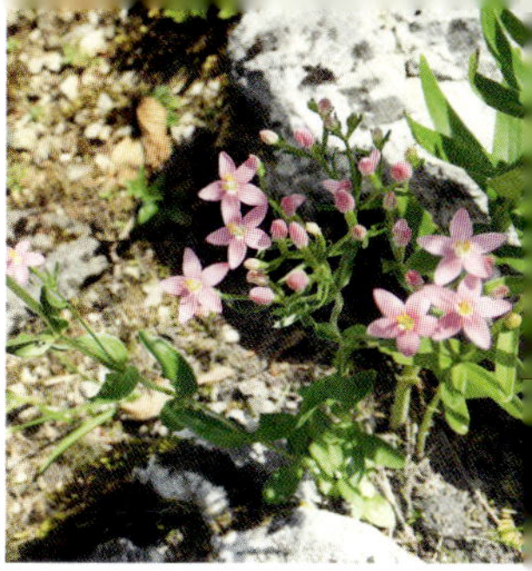

TAUSENDGÜLDENKRAUT

CENTAURIUM ERYTHRAEA

Anwendung:	Sodbrennen, hervorgerufen durch mangelhafte Magensaftbildung, kraftlose Verdauung, Völlegefühl, Blähungen, Appetitmangel, Gallen- und Leberbeschwerden, Gallensteine, auch Infektionen mit Fieber, Erschöpfung, Übelkeit in der Schwangerschaft
Eigenschaften:	appetitanregend, verdauungsfördernd, galleanregend, fiebersenkend, reinigend, entzündungshemmend, magensaftanregend, kreislaufanregend
Inhaltsstoffe:	Bitterstoffe (besonders in Stängeln und Blüten), Flavonoide, Sterole, Pyridin, Aktinidin (Alkaloide), Antioxidantien
Verwendete Teile:	Stängel und Blüten
Sammelzeit:	Juni bis August
Nebenwirkungen:	derzeit keine bekannt
Anwendungs-beschränkungen:	Nicht anwenden bei Gastritis, Magengeschwüren, Übersäuerung und Darmentzündungen.

Teezubereitung:

1. Dieser Tee wird nicht überbrüht oder aufgekocht. Man gibt morgens (oder abends) 1 TL Kraut in 200 ml **kaltes Wasser** und lässt dies dann mehrere Stunden ziehen. Nach dem Abseihen erwärmt man den Tee leicht. 2 Tassen pro Tag sind ausreichend, ½ Stunde vor den Mahlzeiten trinken.
2. Dies ist ein sehr bitter schmeckender Tee, der auch stark verdünnt und gesüßt den bitteren Geschmack behält.

Teemischungen sind möglich mit Kamille, Mädesüß, Wermut, Schafgarbe und Eibisch

Wissenswertes:

Das Tausendgüldenkraut steht unter Naturschutz!
Seine Blüten öffnen sich nur dann, wenn es sonnig und warm ist.

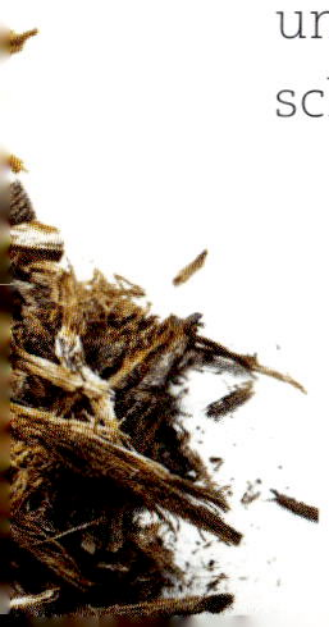

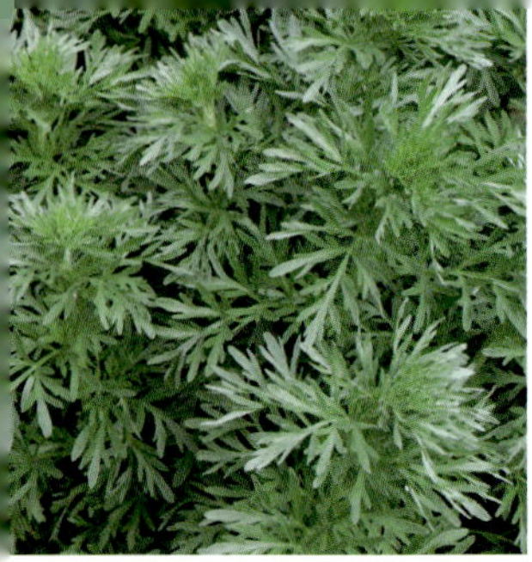

WERMUT

ARTEMISIA ABSINTHIUM

Anwendung:	Magen-, Darm- und Galleerkrankungen, Appetitlosigkeit, Völlegefühl, Blähungen
Eigenschaften:	appetitanregend, verdauungsfördernd, blähungstreibend, gallentreibend, leberanregend, keimtötend, magenstärkend, schweißtreibend, fiebersenkend
Inhaltsstoffe:	Bitterstoffe, Absinthin, Artemisin, Harz, Gerbsäure, ätherisches Öl Thujon, Pinen, Phellandren, Kalisalze, Bernsteinsäure, Mineralstoff Mangan
Verwendete Teile:	das ganze Kraut
Sammelzeit:	Juni bis August
Nebenwirkungen:	Bei sehr hohen Dosen können Erbrechen, Durchfall, Benommenheit und Krämpfe auftreten.
Anwendungsbeschränkungen:	Nicht als Langzeittherapie geeignet. Nicht in der Schwangerschaft oder Stillzeit anwenden.

Teezubereitung:

1. Für den Tee wird 1 TL Kraut mit 200 ml **kochendem Wasser übergossen** und 10 Minuten ziehen gelassen.
2. Bei Appetitlosigkeit wird der Tee ½ Stunde vor den Mahlzeiten eingenommen, bei Verdauungsbeschwerden wird die Einnahme nach dem Essen empfohlen.

Wissenswertes:

Der Tee soll körpereigene Abwehrkräfte mobilisieren und so manche Krankheitsdauer verkürzen.

Wermut kann ein starkes Energetikum für Körper und Psyche sein: „Der Wermut ist der Meister über alle Erschöpfung.“ (Hildegard von Bingen, 1098–1179)

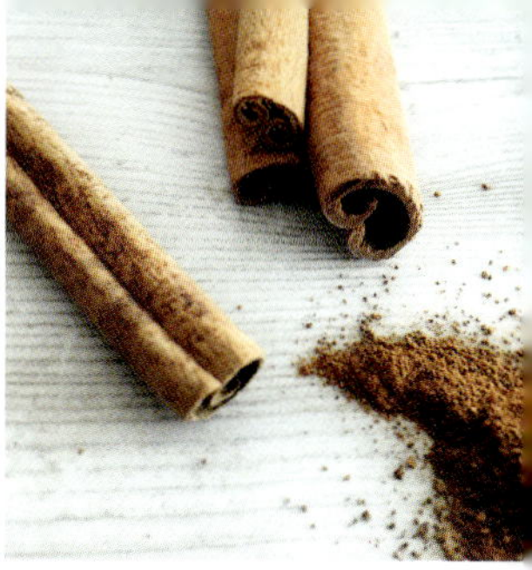

ZIMTBAUM

CINNAMOMUM ZEYLANICUM

Anwendung:	Verdauungsbeschwerden (Blähungen, Koliken), Appetitlosigkeit, Durchfall, möglicherweise Diabetes Typ II
Eigenschaften:	appetitanregend, verdauungsfördernd, blähungstreibend, krampflösend, magenstärkend, entzündungshemmend, bakterienfeindlich
Inhaltsstoffe:	ätherisches Öl mit Eugenol, Sesquiterpene, Gerbstoffe, Polyphenol, Schleimstoffe
Verwendete Teile:	Rinde
Nebenwirkungen:	Allergische Reaktionen sind möglich. Bei Überdosierung können Hautreaktionen auftreten.
Anwendungsbeschränkungen:	Nicht bei bekannter Allergie einnehmen. Bei Magen- Darmgeschwüren und in der Schwangerschaft sollte man darauf verzichten.

Teezubereitung:
1 TL zerkleinerte Rinde wird mit 250 ml **kochendem Wasser übergossen**, 10 Minuten ziehen gelassen und dann vor den Mahlzeiten getrunken.

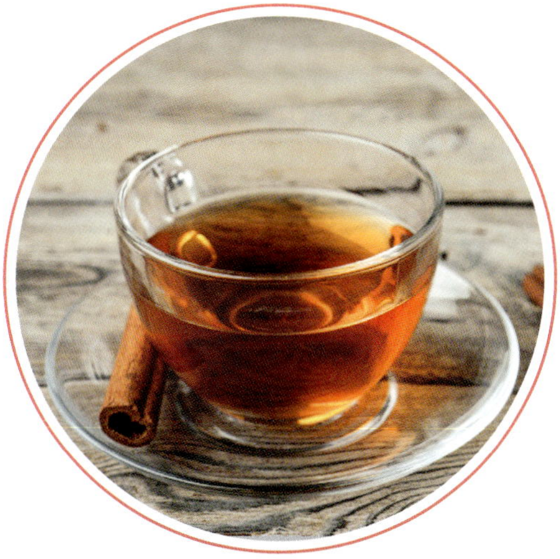

Wissenswertes:
Beim echten Zimtbaum handelt es sich um eine Pflanze aus Sri Lanka, die unter dem Namen Ceylon-Zimt gehandelt wird. Der Cassia-Zimt des chinesischen Zimtbaumes enthält das lebertoxische Cumarin.

BEWÄHRTE TEEMISCHUNGEN

GASTRITIS-TEE

½ TL Süßholzwurzel, 1 TL Kamillenblüten und 1 TL Pfefferminzblätter mit 200 ml kochendem Wasser übergießen und 10 Minuten zugedeckt ziehen lassen. Täglich 3–4 Tassen trinken.

Die Schleimstoffe der Süßholzwurzel legen sich schützend an die Magenschleimhaut. Kamille wirkt beruhigend und entzündungshemmend und Pfefferminze kühlt den „überhitzten" Magen.

ENTBLÄHUNGSTEE

1 TL Pfefferminzblätter, ½ TL Fenchelfrüchte und ½ TL zerstoßener Kümmel mit 200 ml kochendem Wasser übergießen und 10 Minuten zugedeckt ziehen lassen.

Dieser Tee hilft bei Verdauungsbeschwerden wie Blähungen oder Völlegefühl.

TEE GEGEN VERSTOPFUNG

Zu gleichen Teilen werden Kümmel- und Fenchelsamen, Pfefferminze und Sennesblätter (erhältlich in der Apotheke, wirken abführend) vermischt. 1 EL dieser Mischung wird mit 200 ml heißem Wasser überbrüht. Den Tee lässt man 10 Minuten zugedeckt ziehen und trinkt davon morgens und abends eine Tasse.

BAUCHTEE BEI DURCHFALL UND MAGEN-DARM-VERSTIMMUNG

Zu gleichen Teilen mischt man getrocknete, zerstoßene Heidelbeeren, Brombeerblätter und Schwarztee. Von dieser Mischung übergießt man 1 TL mit 200 ml kochendem Wasser. Kurz ziehen lassen, abseihen und mehrmals täglich trinken.

LEBERTEE

Löwenzahnkraut und -wurzel, Wegwarte und zerstoßene Mariendistelsamen werden zu gleichen Teilen gemischt. Von dieser Mischung wird 1 TL mit 200 ml kochendem Wasser übergossen und 10 Minuten ziehen gelassen. Der Tee kann 3 Mal täglich getrunken werden.

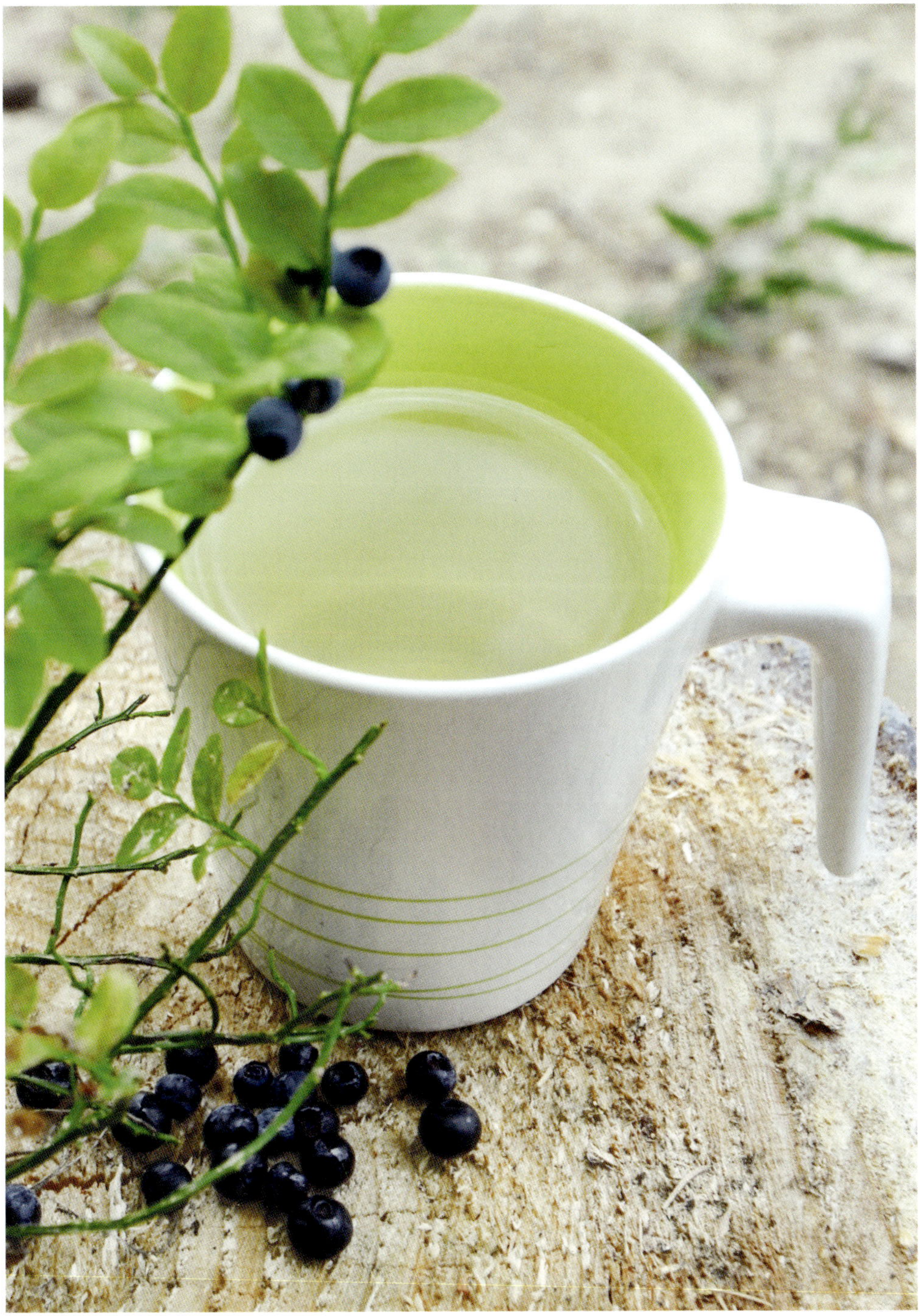

Erkrankungen der Nieren und Harnwege

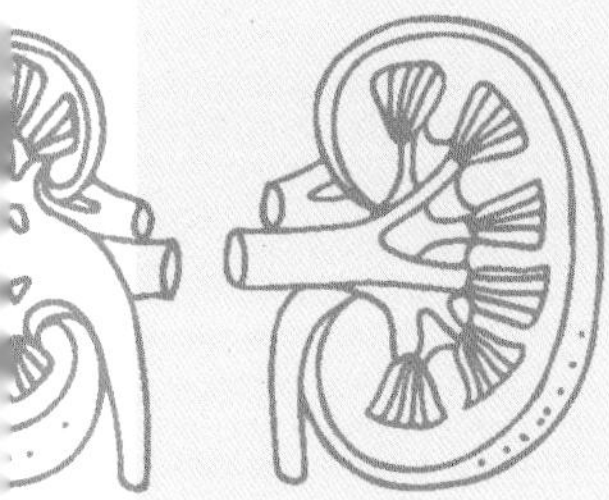

Die beiden Nieren reinigen das Blut von giftigen Stoffen und den Abfallstoffen des Stoffwechsels und bilden den Urin, der über die Harnleiter in die Harnblase fließt und dann durch die Harnröhre abgegeben wird.

Die Nieren dienen außerdem der Regulation des Wasser- und Salzhaushalts, des Blutdrucks, des Säure-Basen-Haushalts im Blut und sie bilden Hormone (Renin, Erythropoetin, Calcitriol und Prostaglandine).

Unsere Nieren sind wahre Hochleistungsfilter: Pro Minute werden 1,3 Liter Blut gereinigt und pro Tag 180 Liter Primärharn gebildet. Wir scheiden täglich 1–2 Liter Urin aus.

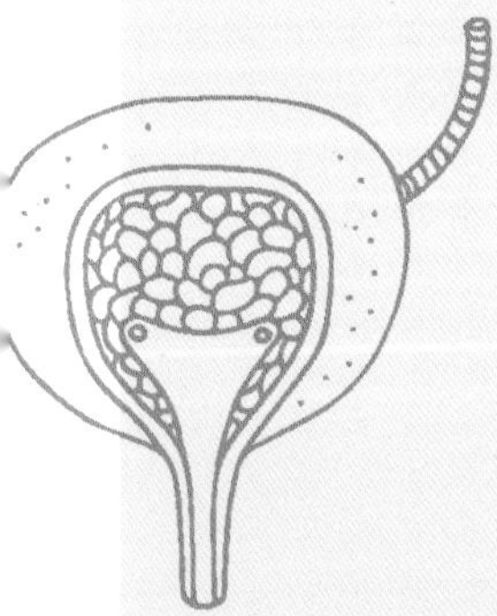

Die häufigsten Erkrankungen der Nieren und Harnwege sind:

— **Blasenentzündung:** Ein Harnwegsinfekt äußert sich in brennenden Schmerzen beim Wasserlassen, häufigem Harndrang, übelriechendem Urin, Unterleibsschmerzen und -krämpfen und manchmal auch Fieber. Harnwegsinfekte kommen bei Frauen, bedingt durch die kurze Harnröhre, weit häufiger vor als bei Männern. Ursache einer Blasenentzündung sind meist Bakterien oder Viren, die Einnahme bestimmter Medikamente oder mechanische bzw. chemische Reize.

— **Reizblase:** Eine nervlich bedingte Funktionsstörung der Blase kann zu den gleichen Symptomen wie bei einem Harnwegsinfekt führen. Hier sind allerdings keine Erreger im Spiel. Aus immer wiederkehrenden Harnwegsinfekten kann sich auch eine Reizblase entwickeln.

— **Nieren- und Blasensteine:** Ursache von Nierensteinen sind oft falsche Ernährungsgewohnheiten, aber auch eine zu geringe Flüssigkeitszufuhr oder Verengungen im Harnleiter. Sie machen sich dann bemerkbar, wenn sie von der Niere zur Blase wandern. Kolikartigen Schmerzen im Lendenbereich, eventuell begleitet von Ausstrahlungen, sind die Folge. Schüttelfrost, Harndrang und Erbrechen können die Beschwerden verschlimmern. Nierengrieß und kleinere Steinchen werden meist von selber ausgeschwemmt, während größere Steine operativ entfernt werden müssen, da sie zu Entzündungen führen können. Harnstottern, Schmerzen und Blut im Harn können ein Hinweis auf Blasensteine sein.

— **Nierenentzündung:** Wenn die Bakterien einer nicht behandelten Blasenentzündung über den Harnleiter zu den Nieren aufsteigen, kann es zu einer Nierenentzündung kommen. Bei Symptomen wie Abgeschlagenheit, erhöhtem Blutdruck, Fieber, Schüttelfrost, dumpfen Schmerzen in der seitlichen Bauchregion sollten Sie auf jeden Fall einen Arzt aufsuchen!

Eine beginnende Blasenentzündung, Reizblase und Nierengrieß lassen sich oft sehr gut mit einer Durchspülungstherapie behandeln. Pflanzliche Heilmittel können dabei entzündungshemmend, harntreibend (diuretisch), krampflösend und schmerzlindernd wirken. Damit bei einer Durchspülungstherapie möglichst alle Keime ausgeschwemmt werden können, ist es wichtig, viel zu trinken (möglichst 2–3 Liter Wasser zusätzlich pro Tag).

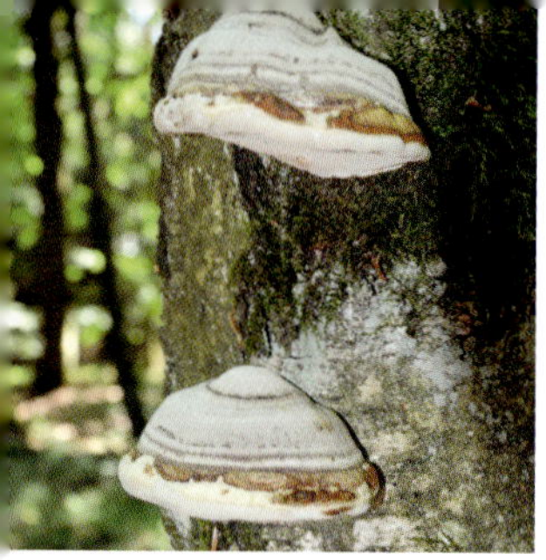

ZUNDERSCHWAMM, ECHTER

FOMES FOMENTARIUS

Anwendung:	Lungenerkrankungen, Blasenleiden, Magengeschwür, Krebs (Speiseröhren-, Magen-, Gebärmutterkrebs), Erkältungskrankheiten
Eigenschaften:	wundheilungsfördernd, blutungsstillend, entzündungshemmend, antibakteriell, antiviral, immunstimulierend, tumorhemmend, blutzucker- und cholesterinsenkend
Inhaltsstoffe:	Polysaccharide, Sterole, Terpene, ß-Glucane, Chitin, Vitamin B2, B3, B5, D, Kupfer, Eisen, Kalium, Bitterstoffe
Verwendete Teile:	Fruchtkörper
Vorkommen:	vor allem an Birken und Buchen
Verwechslung:	Eine Verwechslung mit anderen Porlingen ist möglich: z. B. mit dem Rotrandigen Baumschwamm oder dem Gemeinen Feuerschwamm. Der Zunderschwamm erinnert an einen Pferdehuf.
Sammelzeit:	ganzjährig (Der Pilz ist mehrjährig)
Nebenwirkungen:	keine bekannt
Anwendungsbeschränkungen:	keine bekannt

Für den Teeaufguss werden die Stücke frisch oder getrocknet verwendet:

1. 1 TL mit 250 ml **Wasser aufkochen** und 20 Minuten zugedeckt leicht köcheln lassen. Abseihen und warm oder auch kalt genießen. Der Tee hat ein holziges, aber interessantes Aroma.

In Japan ist die Teezubereitung gebräuchlich, bei uns ist eher die äußere, blutstillende Anwendung in der Volksmedizin bekannt.

Wissenswertes:

Sein Name (Zunder=„Material, das dem Feuer als Nahrung dient“) deutet übrigens auf eine weitere Verwendung zu früheren Zeiten hin: Das korkartig-filzige Innere wurde von unseren Vorfahren für die Feuerherstellung verwendet.

Neben dem Birkenporling fand man auch einen Zunderschwamm im Reisegepäck des Gletschermanns Ötzi.

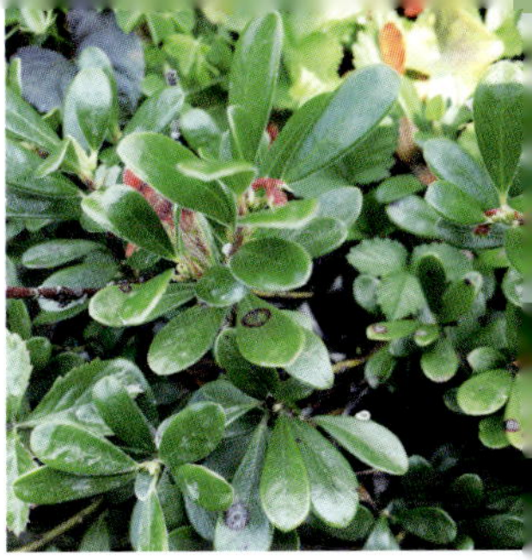

BÄRENTRAUBE

ARCTOSTAPHYLOS UVA-URSI SYN. ARBUTUS UVA-URSI

Anwendung:	Harnwegsinfekt, Blasenentzündung, Nierenbeckenentzündung, leichtes Antibiotikum!
Eigenschaften:	entzündungshemmend, antibiotisch, antibakteriell, harnregulierend, schmerzlindernd
Inhaltsstoffe:	Gerbstoffe, Tannine, Phenolglykoside, Arbutin, Methylarbutin, Hydrochinon-Derivate, Salicylsäure, Flavonoide, Ursolsäure
Verwendete Teile:	junge Blätter
Sammelzeit:	Sommer bis Herbst
Nebenwirkungen:	Bei magenempfindlichen Personen konnten Übelkeit, Erbrechen und Magen-Darm-Beschwerden beobachtet werden.
Anwendungs-beschränkungen:	Bei Nierenerkrankungen, in der Schwangerschaft und Stillzeit, bei Überempfindlichkeit und bei Kindern wird die Anwendung nicht empfohlen. Als Kur nur max. 2 Wochen anwenden.

Wer magenempfindlich ist, stellt einen Kaltauszug her:

1. Der nieren- und blasenstärkende Wirkstoff, das Arbutin, löst sich nämlich auch im kalten Wasser. Man setzt 1 TL getrocknetes Kraut in 1 Tasse **kaltem Wasser** an und lässt es 12–24 Stunden ziehen. Erst dann (ev. erwärmt) trinken. Den Tee auf Vorrat herstellen.

Bärentraubenblätter helfen nur, wenn der Urin alkalisch ist. Deshalb sollte man sich während der Teekur basisch ernähren und Säfte und Früchtetees vermeiden (Arbutin verliert im sauren Milieu an Wirkung!). Eine Messerspitze Natron im Tee unterstützt die Umstellung von sauer auf alkalisch.

Wissenswertes:

Im Volksmund wird die Bärentraube auch Harnkraut genannt. Den Zwergstrauch mit seinen immergrünen, glänzenden Blättern findet man vor allem im Gebirge. In weiten Teilen Europas ist die Pflanze heute gefährdet und steht unter Naturschutz.

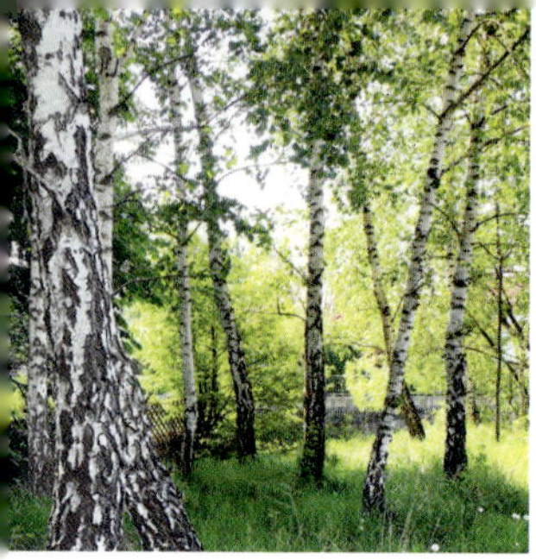

BIRKE

BETULA PENDULA

Anwendung:	Harnwegsinfekt, Nierensteine, Nierengrieß, Entschlackung, Entgiftung, rheumatische Beschwerden, Hauterkrankungen
Eigenschaften:	harntreibend, steinlösend, rheumawirksam
Inhaltsstoffe:	Betulin (Birkenampfer), Säuren, Gerbstoff, ätherisches Öl, Farbstoff, Natron, Bitterstoff, Harz, Flavonoide, Saponine, Kalium
Verwendete Teile:	junge Blätter, Knospen, Rinde, Saft
Sammelzeit:	Frühling
Nebenwirkungen:	derzeit keine bekannt
Anwendungs-beschränkungen:	Bei Ödemen aufgrund einer eingeschränkten Herz- und Nieren-tätigkeit nicht anwenden.

Teezubereitung:

1. Für den Tee werden 2 TL getrocknete Blätter mit 200 ml **kochendem Wasser** übergossen und nach ca. 10 Minuten abgeseiht. 3 Tassen pro Tag sind ausreichend.

Der Tee wirkt stark entwässernd, somit können sich weniger Keime im Harntrakt festsetzen. Unbedingt viel Wasser dazu trinken!

Die Niere kann man im Rahmen einer Entschlackungskur mit Birkenblättern stärken (3 Wochen lang 3 Tassen täglich) und somit den ganzen Körper vitalisieren.

Ein Tee aus Rinde, Knospen und Blättern kann bei Hautausschlägen, Flechten und Fußschweiß empfohlen werden.

Wissenswertes:

Die Birke gilt als heiliger Baum und symbolisiert die Fruchtbarkeit und den Frühling. Nicht nur die Blätter und Blattknospen finden in der Naturheilkunde Verwendung, auch der vitalisierende Birkensaft gilt als Lebens-Elixier.

GOLDRUTE, ECHTE

SOLIDAGO VIRGAUREA

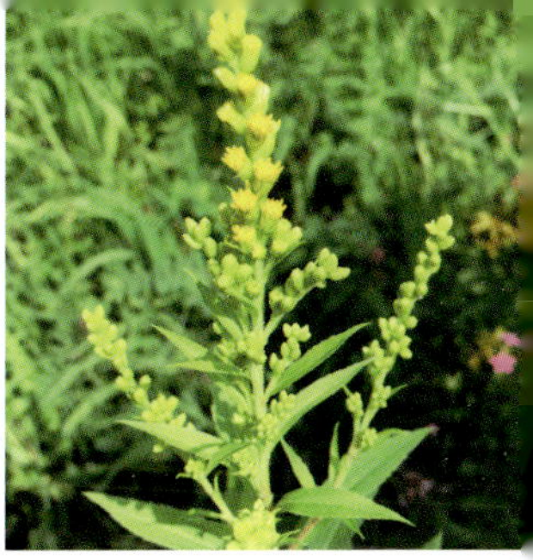

Anwendung:	Harnwegsinfekt, Nierensteine, Blasensteine, Nierenentzündung, Reizblase
Eigenschaften:	wassertreibend, steinlösend, wundheilend, anregend, stopfend, entzündungshemmend, krampflösend
Inhaltsstoffe:	Saponine, Gerbsäure, Bitterstoffe, ätherisches Öl, Nikotinsäure, Phenylglykoside, Dipertene, Flavonoide, Kaffeesäurederivate, Natrium
Verwendete Teile:	obere blühende Teile
Sammelzeit:	August bis Oktober
Nebenwirkungen:	In seltenen Fällen allergische Reaktionen.
Anwendungsbeschränkungen:	Bei Ödemen aufgrund einer eingeschränkten Herz- und Nierentätigkeit nicht anwenden.

Teezubereitung:

2 TL Kraut (frisch oder getrocknet) werden mit 200 ml **kochendem Wasser übergossen** und 15 Minuten ziehen gelassen. 3 Tassen pro Tag sind ausreichend. Der Tee hat einen herben Geschmack.

Übrigens:

Es wurde wissenschaftlich nachgewiesen, dass die Inhaltsstoffe der Goldrute das Wachstum von Blasensteinen hemmen und Nierengrieß ausspülen. Außerdem soll sie das Nierengewebe aufbauen und stärken. Auch wenn einem seelisch etwas „an die Nieren geht", spült die Goldrute oft Zweifel und Bedenken weg und stärkt das Selbstbewusstsein.

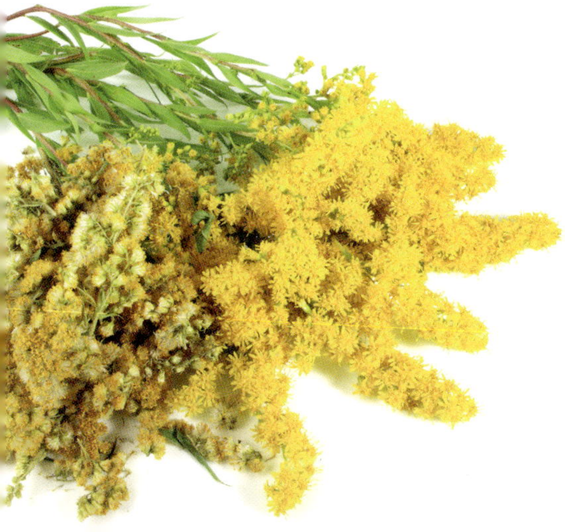

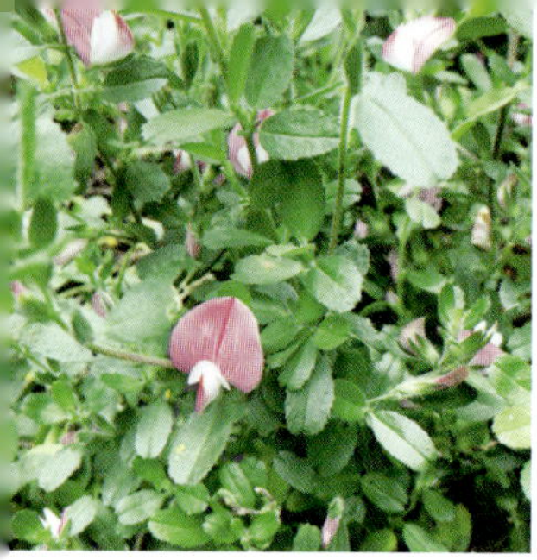

HAUHECHEL

ONONIS SPINOSA

Anwendung:	Harnwegsinfekt, Nierensteine, Blasensteine, Nierenentzündung, rheumatischen Erkrankungen
Eigenschaften:	harntreibend, blutreinigend, steinlösend, entzündungshemmend
Inhaltsstoffe:	Isoflavonoide, äth. Öl, Triterpene, Lectine
Verwendete Teile:	Wurzeln (getrocknet)
Sammelzeit:	Frühling und Herbst
Nebenwirkungen:	derzeit keine bekannt
Anwendungs-beschränkungen:	Bei Ödemen aufgrund einer eingeschränkten Herz- und Nierentätigkeit nicht anwenden. Keine Erkenntnisse zur Anwendung in Schwangerschaft und Stillzeit. Als Kur max. 2 Wochen anwenden.

Teezubereitung:

2 TL der getrockneten Wurzel **übergießt man mit 60 °C heißem Wasser** und lässt dies 30 Minuten ziehen. 2 Mal täglich eine Tasse trinken. Den Tee nicht aufkochen, da die Wirkstoffe leicht verdampfen!

Wissenswertes:

Im Volksmund auch Weiberzorn genannt, gibt uns dieser alte Name einen Hinweis auf die Probleme, die die Hauhechel früher beim Bearbeiten der Felder bereitet hat. An ihren Dornen verfingen sich die langen Kleider der Frauen und aufgrund ihrer langen, zähen Wurzeln kann die Staude nur mühsam aus dem Boden „gehauen" werden.

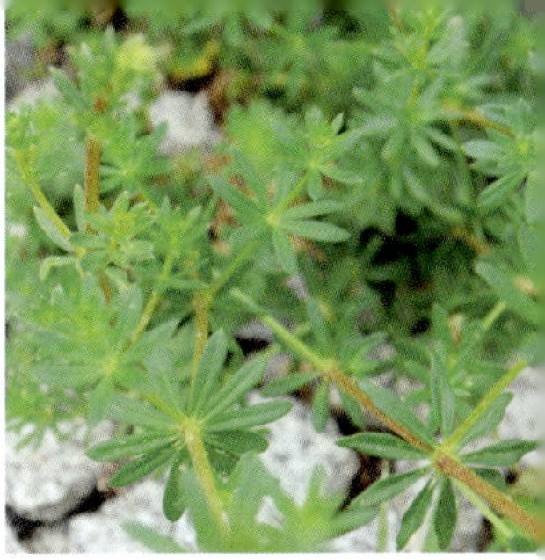

LABKRAUT, ECHTES

GALIUM VERUM

Anwendung:	Harnwegsinfekt, Nierenleiden, Gicht
Eigenschaften:	krampflösend, wassertreibend, harntreibend, wundheilend, hautreinigend, nervenberuhigend, drüsenanregend, schleimlösend, krebsfeindlich, steinlösend, blutreinigend
Inhaltsstoffe:	Labferment, Kieselsäure, Gerbstoff, ätherisches Öl, Zitronensäure, Glykosid, Aucubin, Flavonoide
Verwendete Teile:	ganzes Kraut
Sammelzeit:	Anfang der Blütezeit
Nebenwirkungen:	keine bekannt
Anwendungsbeschränkungen:	keine bekannt

Teezubereitung:

1. 1 TL Labkraut mit 200 ml **kochendem Wasser übergießen** und 10 Minuten ziehen lassen. 3 Tassen Tee pro Tag sind ausreichend.

Es heißt, dass Labkraut, Goldrute und Gelbe Taubnessel zu gleichen Teilen gemischt, fast jedes Nierenleiden heilen können.

Wissenswertes:

Das Labkraut wird heute nur in der Volksmedizin verwendet. Alte Funde aus Pfahlbauten belegen die Verwendung von Labkraut in der Steinzeit. Damals wurde es zur Käseherstellung eingesetzt.

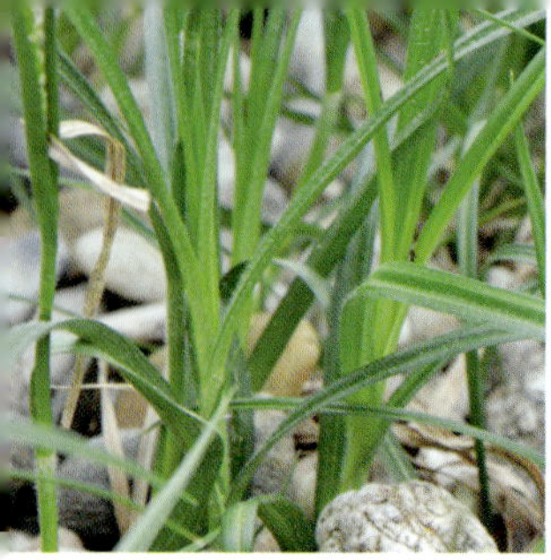

QUECKE

AGROPYRON REPENS

Anwendung:	Harnwegsinfekt, Nierengrieß, Nieren- und Blasensteine, Rheuma
Eigenschaften:	harntreibend, anregend, keimtötend, antimikrobiell, blutreinigend
Inhaltsstoffe:	ätherische Öle, Schleimstoffe, Saponine, Kieselsäure, Eisen, Vitamin A, B und C, Triticin, Mannit, Inosit
Verwendete Teile:	Wurzeln
Sammelzeit:	Frühjahr oder Herbst
Nebenwirkungen:	derzeit keine bekannt
Anwendungsbeschränkungen:	derzeit keine bekannt

Teezubereitung:

1. Den Tee bereitet man als **Kaltauszug oder Aufguss**: Für Letzteren 1 TL getrocknete oder 2 TL frische Wurzeln mit 200 ml **kochendem Wasser übergießen** und 10 Minuten ziehen lassen. Den Kaltauszug einige Stunden stehen lassen. 3 Mal täglich eine Tasse trinken.

Eine Teemischung, die zu gleichen Teilen aus Queckenwurzeln und Bärentraube gemischt ist, hat sich bei plagenden Blasenentzündungen bewährt und oft kann damit sogar eine Antibiotikatherapie vermieden werden.

Übrigens:

Die Quecke ist ein Süßgras mit einem hohen Zuckeranteil. Das Wurzelunkraut steckt voller Lebenskraft und wer es einmal im Garten hat, wird es nur schwer wieder los.

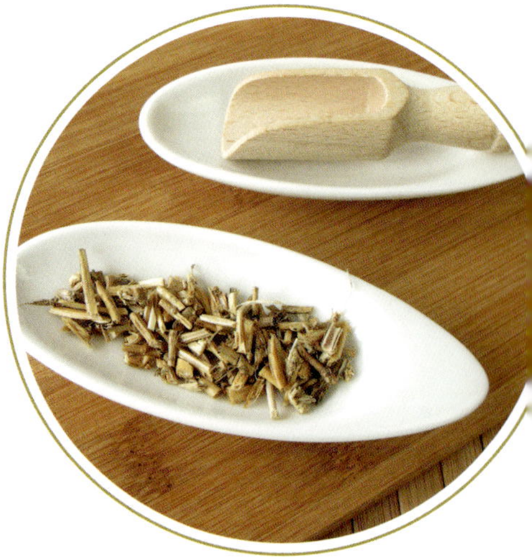

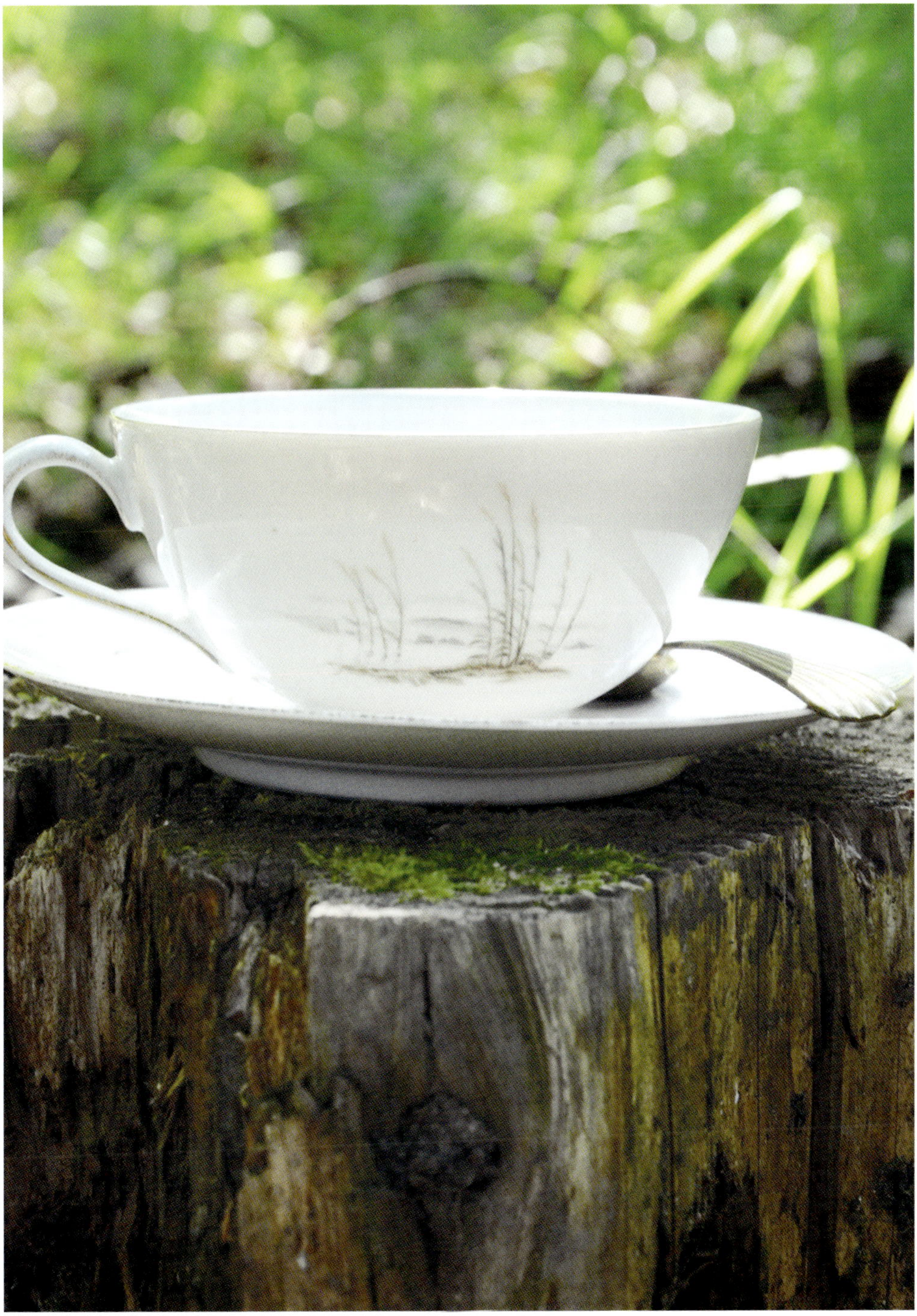

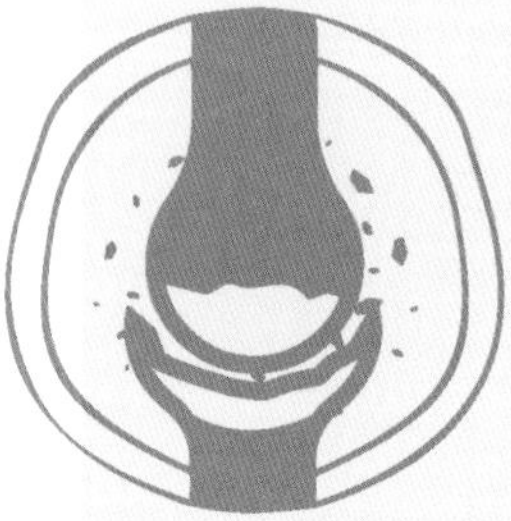

Erkrankungen des rheumatischen Formenkreises

Wird im Volksmund von „Rheuma“ gesprochen, stecken teilweise sehr unterschiedliche Krankheiten dahinter, die alle durch Schmerzen und Störungen in der Funktion des Bewegungsapparates gekennzeichnet sind.

Die verschiedenen Erscheinungsformen der „Erkrankungen des rheumatischen Formenkreises“ beinhalten vereinfacht ausgedrückt folgende Krankheitsbilder:

— Entzündliche Gelenk- und Wirbelsäulenerkrankungen wie zum Beispiel rheumatoide Arthritis oder Morbus Bechterew
— Gelenkentzündungen aufgrund von Borreliose
— Degenerative Gelenk- und Wirbelsäulenveränderungen wie zum Beispiel Arthrosen oder Spondylosen
— Weichteilrheumatismus
— systemische Bindegewebs- und Gefäßerkrankungen
— Stoffwechselerkrankungen mit rheumatischen Beschwerden wie zum Beispiel Gicht oder Osteoporose

Die richtige Ernährung verbunden mit einer Teekur können die schubweisen Schmerzen lindern und eine medikamentöse Behandlung oft gut unterstützen und ergänzen. Heilfasten bringt meist Erleichterung für Betroffene, längere Fastenkuren sollten allerdings nur in ärztlicher Begleitung durchgeführt werden.

Bei Erkrankungen des rheumatischen Formenkreises können folgende Kräuter wirkungsvoll eingesetzt werden:

— Ackerschachtelhalm

— Brennnessel
(beschrieben unter den „Allroundern“)

— Große Klette

— Heckenrose bzw. Hagebutte
(beschrieben unter den „Allroundern“)

— Löwenzahn
(beschrieben unter den Beschwerden des Verdauungstraktes)

— Mädesüß
(beschrieben unter Erkrankungen der Atemwege)

— Vogelmiere
(beschrieben unter „Stoffwechsel und Entschlackung“)

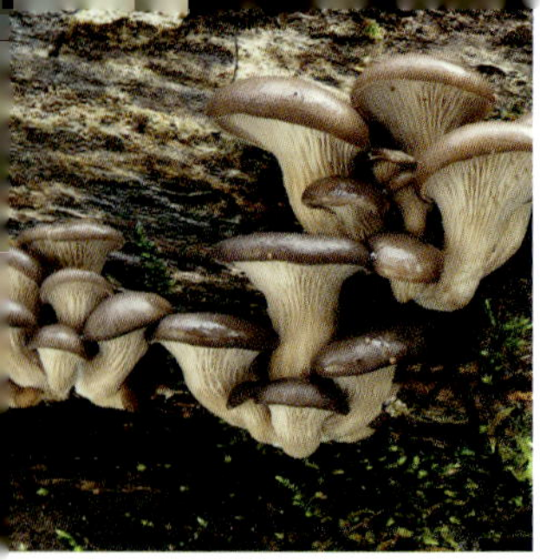

AUSTERNSEITLING

PLEUROTUS OSTREATUS

Anwendung:	Stärkung der Venen, Beschwerden von Muskeln und Sehnen, erhöhte Cholesterinwerte, Vorbeugung von Osteoporose
Eigenschaften:	cholesterinsenkend, antiviral, verdauungsfördernd, entzündungshemmend, immunmodulierend, tumorhemmend, antioxidativ, antisklerotisch
Inhaltsstoffe:	Eiweiß, Vitamine B, C und D, Folsäure, Ergosterol, Polysaccharide (Pleuran), Chitin
Verwendete Teile:	Fruchtkörper
Vorkommen:	auf Baumstümpfen und Totholz von Laubbäumen
Verwechslung:	mit anderen Seitlingen möglich (alle essbar)
Sammelzeit:	Herbst und Frühling
Nebenwirkungen:	Rohe Austernpilze können zu Verdauungsstörungen, Durchfall und Übelkeit führen.
Anwendungsbeschränkungen:	keine bekannt

Teezubereitung:

1 EL getrockneten Pilz mehrere Stunden in 250 ml **kaltem Wasser ansetzen**, dann für 30 Minuten leicht köcheln lassen.

Wissenswertes:

Austernpilze können leicht kultiviert werden und man findet sie, sofern man eine entsprechende Artenkenntnis besitzt, relativ häufig im Wald. Nicht nur dem Tee gibt der Pilz eine besondere Note, er ist auch ein hervorragender Speisepilz und wird unter Insidern Kalbfleischpilz genannt.

- **Herzrhythmusstörungen:** Beim gesunden Menschen schlägt das Herz im Ruhezustand 60–90 Mal in der Minute, bei trainierten Menschen deutlich weniger. Bei einer Herzrhythmusstörung schlägt das Herz merklich schneller, langsamer oder unregelmäßig. Diese Rhythmusstörungen können organische oder auch psychische Ursachen haben. Bei wiederholtem Herzstolpern sollten Sie den Arzt aufsuchen und mögliche Ursachen abklären lassen!
- **Angina pectoris (Koronare Herzkrankheit):** Schmerzen im Brustkorb, die in Arme ausstrahlen, Atemnot und ein Gefühl von Enge von Brustraum deuten auf Angina pectoris hin und müssen unbedingt ärztlich abgeklärt werden, da sie Vorläufer eines Herzinfarktes sein können. Ursache ist meist eine Verengung der Herzgefäße.
- **Funktionelle Herzbeschwerden:** Stellt der Arzt trotz Beschwerden wie Herzrhythmusstörungen, Beklemmungsgefühl, Angst, Unruhe, Schweißausbrüche keine organischen Ursachen für eine Herzkrankheit fest, handelt es sich um funktionelle Herzbeschwerden. Der Keim für die Beschwerden ist meist psychisch oder stressbedingt.
- **Bluthochdruck (Hypertonie):** Beim gesunden Menschen im mittleren Alter sollte der Blutdruck unter 140 mm/Hg (Systole=Anspannung des Herzmuskels) und unter 95 mm/Hg (Diastole=Erschlaffung des Herzmuskels) liegen. Bluthochdruck verläuft oft ohne Symptome, erst in schweren Fällen macht er sich durch Kopfschmerzen und Schwindel bemerkbar. Ein dauerhaft zu hoher Blutdruck wirkt sich nachteilig auf die Blutgefäße aus und kann zu einer Verengung und schließlich zu einem Herzinfarkt oder Schlaganfall führen. Als Ursachen kommen folgende Faktoren in Frage: genetische Disposition, übertriebener Salzkonsum, zu wenig sportliche Betätigung, Übergewicht, Stress und hoher Alkoholkonsum.

— **Niedriger Blutdruck:** Wenn der systolische Wert unter 100 mm/Hg liegt, ist der Blutdruck zu niedrig. Dies ist unangenehm, aber für das Herz-Kreislaufsystem nicht gefährlich. Ein niedriger Blutdruck ist häufig begleitet von Müdigkeit, Antriebslosigkeit, Kopfschmerzen und Schwindelgefühlen.

— **Venenerkrankungen:** Eine chronisch venöse Insuffizienz macht sich durch ein Schweregefühl und Schmerzen in den Beinen, Beschwerden beim Stehen und Schwellungen an den Waden bemerkbar. Krampfadern sind venöse Erweiterungen an der Körperoberfläche. Ursachen für Venenerkrankungen sind Übergewicht, Rauchen, Bewegungsmangel, zu langes Stehen oder Sitzen (berufliche Tätigkeit), aber auch eine anlagebedingte Bindegewebsschwäche.

— **Arterienverkalkung:** Bei einer Arteriosklerose handelt es sich um einen schleichenden Verlauf, bei dem sich die Arterien durch Ablagerungen über viele Jahre langsam verengen. Werden sie dann durch Thromben (Blutpfropfen) ganz blockiert, kann dies lebensbedrohlichen Auswirkungen haben. In der Folge wird das umliegende Gewebe nicht mehr mit Sauerstoff und Nährstoffen versorgt und es kommt, je nachdem welche Gefäße betroffen sind, zu einer koronaren Herzkrankheit bis hin zu einem Herzinfarkt, einer Lungenembolie oder einem Schlaganfall. Ursache einer Arteriosklerose sind häufig Fett- und Kalkablagerungen, die durch einen ungesunden Lebensstil begünstigt werden.

Achtung:

Herzkrankheiten können lebensbedrohlich sein! Bei Symptomen wie Schmerzen in der Brust, Beklemmungsgefühl, Atemnot, Herzstolpern unbedingt ärztlichen Rat einholen. Bei ernsthaften Herz-Kreislauferkrankungen können heilsame Tees nur begleitend die ärztliche Behandlung unterstützen!

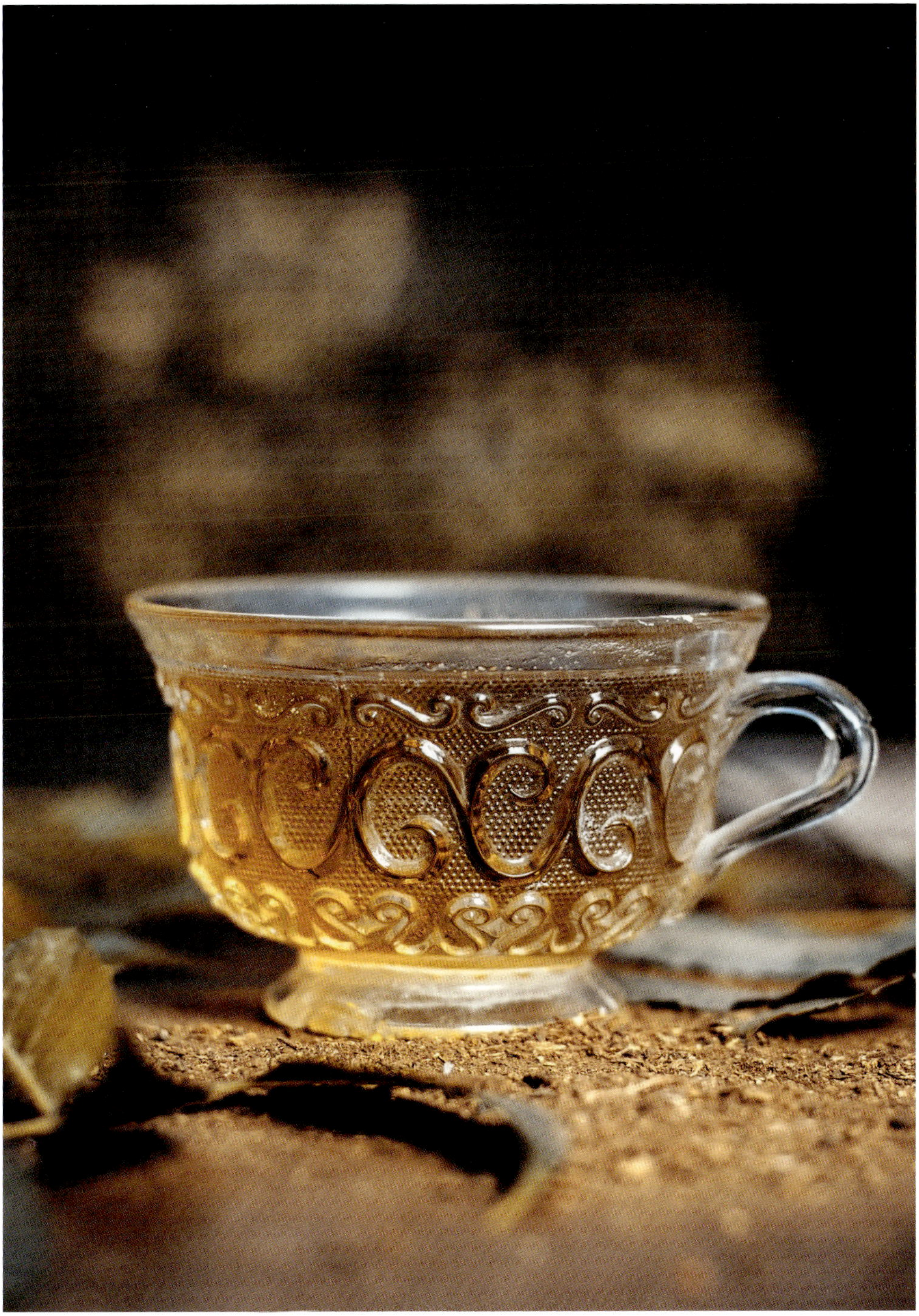

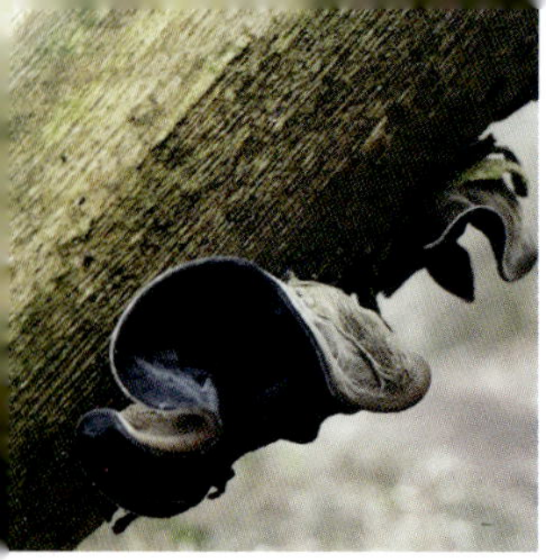

JUDASOHR

AURICULARIA AURICOLA JUDAE

Anwendung:	Hämorrhoiden, Durchblutungsstörungen, Arteriosklerose, Vorbeugung von Thrombosen, hohe Cholesterinwerte (LDL-Cholesterin), Bluthochdruck, „Schaufensterkrankheit"
Eigenschaften:	durchblutungsfördernd, blutgerinnungshemmend, blutzuckersenkend, cholesterinsenkend, blutdrucksenkend, tumorhemmend, blutstillend, entzündungshemmend, vitalisierend
Inhaltsstoffe:	Polysaccharide, Eiweiß, Fett, Mineralstoffe, Ergosterol (Vorstufe von Vitamin D), Adenosin
Verwendete Teile:	ganzer Fruchtkörper
Vorkommen:	bevorzugt auf schwarzem Holunder
Verwechslung:	Der „Gezonte Ohrlappenpilz" ist häufig mit Moos bewachsen und wächst auch an anderen Laubbäumen.
Sammelzeit:	Herbst bis Frühjahr
Nebenwirkungen:	Möglicherweise wird der Effekt von blutverdünnenden Mitteln (Aspirin, Marcumar ...) verstärkt.
Anwendungsbeschränkungen:	Vorsicht bei chirurgischen Eingriffen. In der Schwangerschaft und bei bestehendem Kinderwunsch nicht anwenden, da der Pilz möglicherweise einen negativen Einfluss auf die Fruchtbarkeit hat.

Teezubereitung:

5–10 g des getrockneten, klein geschnittenen oder pulverisierten Pilzes werden in 250 ml **kaltem Wasser** für mehrere Stunden angesetzt, 30 Minuten köcheln lassen und nach einer Ziehzeit von 10 Minuten abseihen. Pro Tag werden 2 Tassen getrunken.

Tipp:

Den Pilz erst trocknen, dann für einen Tag tiefkühlen, damit mögliche Parasiten absterben!

Wissenswertes:

Das Judasohr hat tatsächlich Ähnlichkeiten mit der menschlichen Ohrmuschel und fühlt sich im frischen Zustand wie Gelatine an. Der getrocknete Pilz schrumpft stark, im Wasser quillt er dann wieder auf.

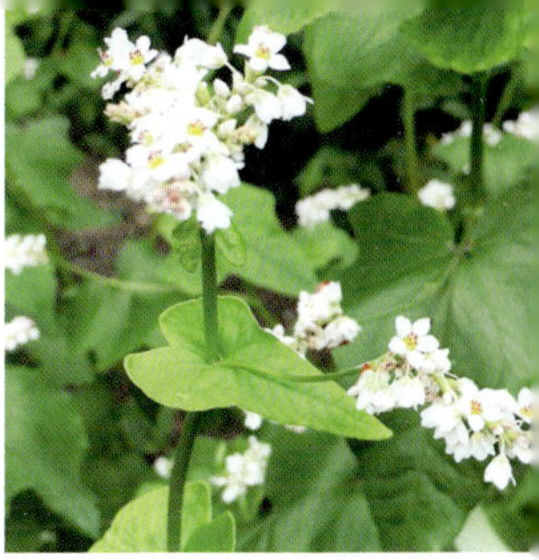

BUCHWEIZEN

FAGOPYRUM ESCULENTUM

Anwendung:	Venenerkrankungen, Arteriosklerose, Durchblutungsstörungen, hoher Blutdruck, Krampfadern
Eigenschaften:	venenstärkend, schleimlösend, durchblutungsfördernd, stärkend
Inhaltsstoffe:	Flavonoid Rutin, Anthracenderivate, Gerbstoffe, Vitamine, Mineralstoffe
Verwendete Teile:	Kraut mit Blüten
Sammelzeit:	September
Nebenwirkungen:	derzeit keine bekannt
Anwendungs-beschränkungen:	Während der Schwangerschaft und Stillzeit nur in Absprache mit dem Arzt anwenden.

Teezubereitung:
2 TL Buchweizenkraut mit 200 ml Wasser 3 Minuten **kochen** und dann 10 Minuten ziehen lassen. 2–3 Mal täglich eine Tasse trinken. Es empfiehlt sich eine Kur von 6–8 Wochen.

Übrigens:
Das frische Kraut führt bei Tieren häufig zu Vergiftungen. Dafür dürfte der Stoff Fagopyrin verantwortlich sein, der aber nicht wasserlöslich und somit nicht im Tee vorhanden ist. Buchweizensamen hingegen sind ein hervorragend schmeckender, glutenfreier Getreideersatz!

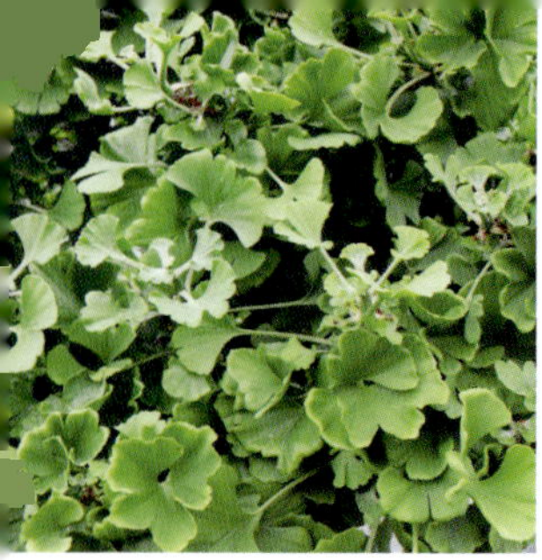

GINKGO

GINKGO BILOBA

Anwendung:	Durchblutungsstörungen, Venenerkrankungen, Neigung zu Thrombosen, Alzheimer, Demenz, Kopfschmerzen, Schwindel, Schlafstörungen, kalte Gliedmaßen, Herzrhythmusstörungen, Venenschwäche, Hämorrhoiden, Arterienverkalkung
Eigenschaften:	durchblutungsfördernd, gedächtnisfördernd, kreislauffördernd, anregend
Inhaltsstoffe:	Flavonolglykoside, Ginkgolide, Bilobalid, Proanthocyanide, Terpenlactone, Ginkgolsäuren
Verwendete Teile:	Blätter
Sammelzeit:	Sommer bis Herbst
Nebenwirkungen:	Selten wurden Magen-Darm-Beschwerden, Kopfschmerzen und allergische Hautreaktionen beobachtet.
Anwendungsbeschränkungen:	Aufgrund fehlender wissenschaftlicher Erkenntnisse nicht in der Schwangerschaft oder Stillzeit anwenden. Bei gleichzeitiger Einnahme von Medikamenten (Antikoagulanzien) vorher den Arzt befragen.

Teezubereitung:

2 TL frische Ginkgoblätter mit 200 ml **kochendem Wasser übergießen**. 10 Minuten ziehen lassen und abseihen. 3 Tassen pro Tag sind ausreichend.

Wissenswertes:

Ginkgobäume gelten als lebende Fossilien. Sie existierten bereits vor 300 Millionen Jahren, überlebten alle Klimaveränderungen und waren bis vor 30 Millionen Jahren in Mitteleuropa heimisch. In Japan genießt der Ginkgobaum bis heute ein hohes Ansehen.

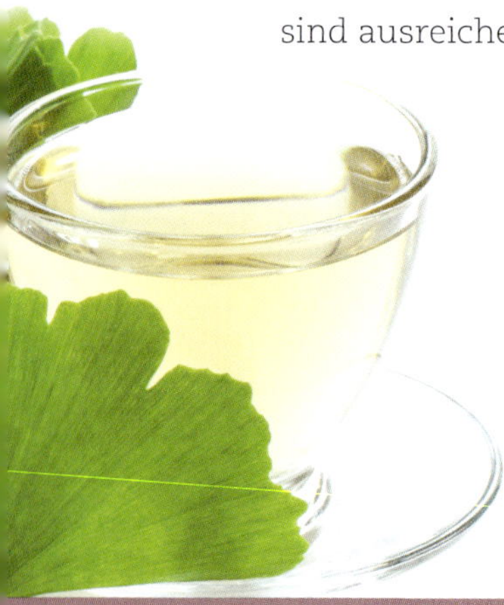

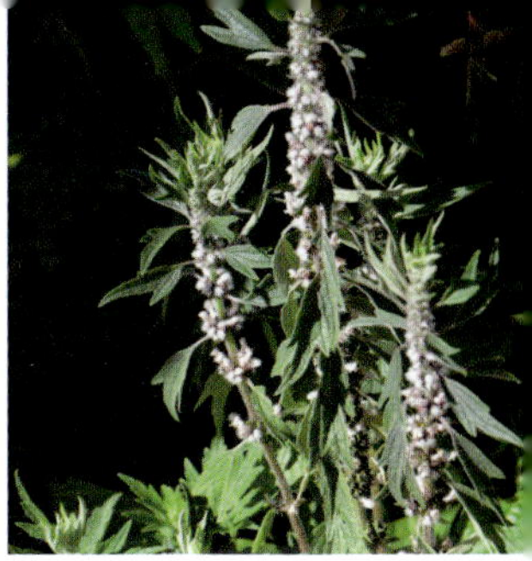

HERZGESPANN
LEONURUS CARDIACA

Anwendung:	nervöse Herzbeschwerden bedingt durch Stress, Aufregung, Wechseljahrbeschwerden oder leichte Schilddrüsenüberfunktion, Herzrhythmusstörungen, auch bei Verdauungsbeschwerden, Blähungen
Eigenschaften:	blutdrucksenkend, krampflösend, beruhigend, herzstärkend
Inhaltsstoffe:	Flavonoide, Terpenoide, Iridoide, ätherisches Öl, Bitterstoffe
Verwendete Teile:	blühendes Kraut
Sammelzeit:	Juni bis August
Nebenwirkungen:	bei Überdosierung Erbrechen möglich
Anwendungs-beschränkungen:	Schwangerschaft

Teezubereitung:

1. Für den Tee gießt man 1 TL des getrockneten Krautes mit 200 ml **kochendem Wasser** auf und lässt dies 10 Minuten ziehen. Als Kur angewandt, 3 Tassen täglich 3 Wochen lang trinken.

Herzgespann eignet sich gut für Teemischungen: z. B. mit Melisse, Johanniskraut oder Weißdorn.

Wissenswertes:

Der lateinische Name bezieht sich wohl auf die behaarten kleinen Blüten, die an einen Löwenschwanz erinnern (leo=Löwe, ura=Schwanz). Kardia bedeutet Herz. Unter „Gespann“ verstand man in früheren Zeiten „Schmerz“ und „Krampf“. Herzgespann ist also ein alter Begriff für Herzschmerzen.

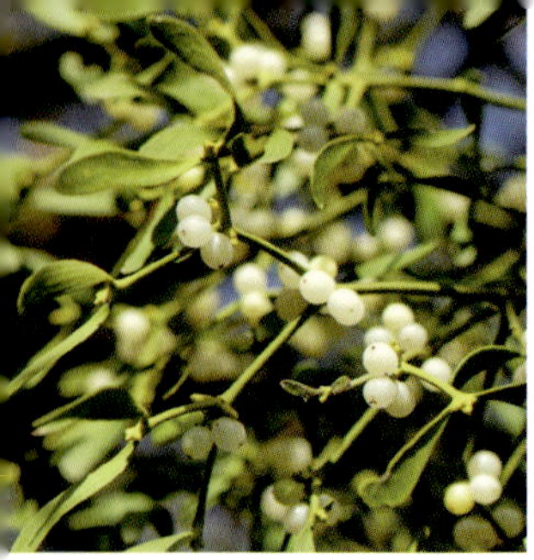

MISTEL

VISCUM ALBUM

Anwendung:	In der Volksmedizin: Bluthochdruck, Vorbeugung gegen Arteriosklerose, Diabetes, Herzrasen und Nervosität, Wechseljahresbeschwerden, auch Asthma und Krebstherapie
Eigenschaften:	blutdrucksenkend, blutzuckersenkend, zusammenziehend, krampflösend, antikanzerogen, immunstimulierend und -stärkend, stoffwechselanregend
Inhaltsstoffe:	Polypeptide, Schleimstoffe, Zuckeralkohole, Flavonoide, Lignane, Triterpene, Alkaloide, Viscotoxin (vor allem in Blättern und Stängeln)
Verwendete Teile:	Blätter
Sammelzeit:	November, Dezember und März, April
Nebenwirkungen:	derzeit keine bekannt
Anwendungsbeschränkungen:	derzeit keine bekannt

Teezubereitung:

1. 1 TL Mistelblätter in 150 ml **kaltem Wasser** über Nacht ziehen lassen, vor dem Trinken nur leicht aufwärmen, nicht kochen! 1–2 Tassen pro Tag sind ausreichend.

Mistelblätter lassen sich gut mit Weißdorn mischen.

Interessant:

Bei der Mistel handelt es sich um einen schmarotzenden Busch. Drosseln lieben die weißen Beeren und die Samen der Pflanze gelangen durch „Vogel-Mist“ auf die Wirtsbäume. Daher auch der Name Mistel.

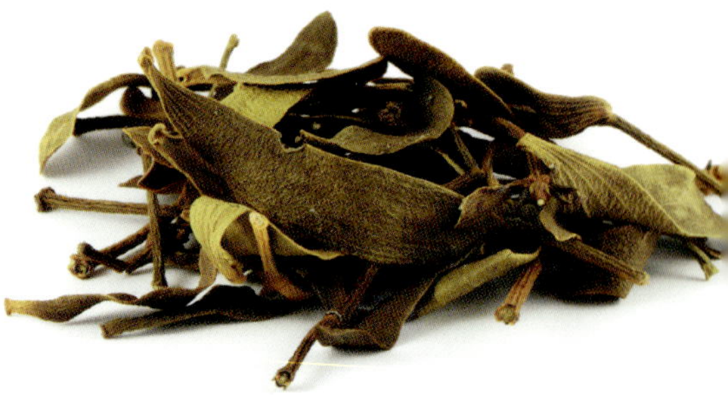

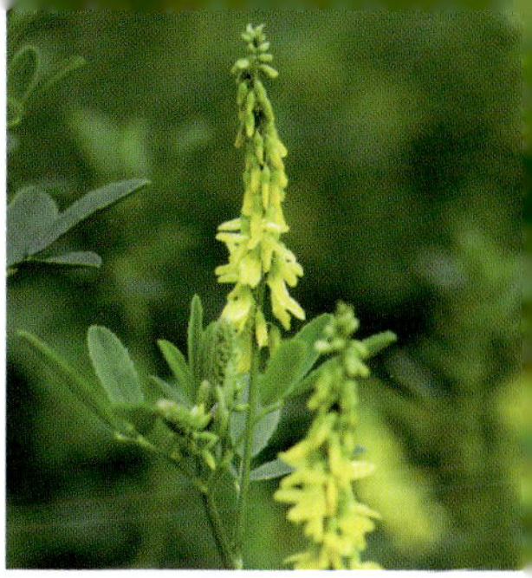

STEINKLEE, ECHTER

MELILOTUS OFFICINALIS

Anwendung:	Venenleiden, Krampfadern, Neigung zu Thrombosen, chronisch-venöser Insuffizienz (CVI), Lymphstau, nächtliche Wadenkrämpfe
Eigenschaften:	durchblutungsfördernd, blutverdünnend, entzündungshemmend, harntreibend, erweichend, schlaffördernd
Inhaltsstoffe:	Cumarine, Saponine, Zimtsäureglykoside, Melilotsäure, Gerbstoffe, Schleim, Flavonoide, Triterpensaponine, Kalzium
Verwendete Teile:	obere Teile des blühenden Krautes
Sammelzeit:	Juni bis August
Nebenwirkungen:	selten Kopfschmerzen
Anwendungsbeschränkungen:	Besprechen Sie die Anwendung mit Ihrem Arzt, wenn Sie schwanger sind oder stillen oder wenn Sie blutverdünnende Medikamente einnehmen.

Teezubereitung:

1. 1 TL der klein geschnittenen, frischen oder getrockneten Pflanze werden mit 200 ml **heißem Wasser überbrüht** und ca. 10 Minuten ziehen gelassen. 2–3 Tassen pro Tag trinken.

Steinklee lässt sich mit vielen anderen Kräutern mischen: z. B. mit Veilchen oder Schlüsselblumen für guten Schlaf.

Interessant:

Steinklee ist eine Einschleuserpflanze für Kalzium. Er bevorzugt steinigen Boden und verströmt einen herrlichen Duft.

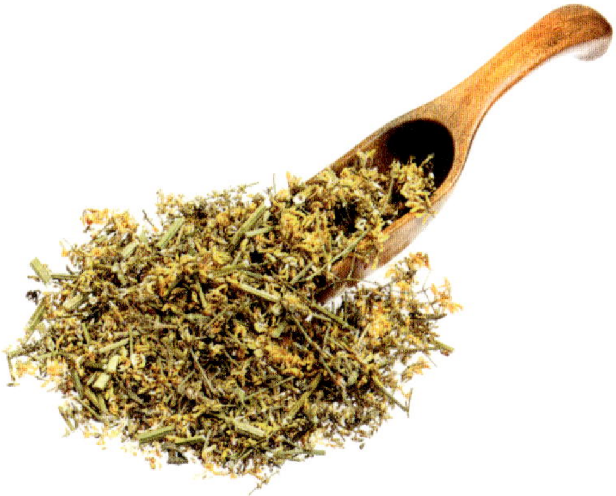

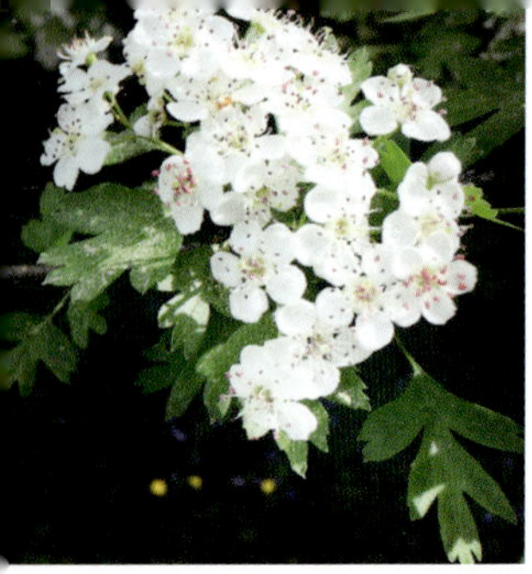

WEISSDORN

CRATAEGUS MONOGYNA

Anwendung:	Herzrhythmusstörungen, Herzinsuffizienz, Erschöpfungszustände, hoher Blutdruck, Herzschwäche, nervöse Herzbeschwerden
Eigenschaften:	herzstärkend, blutdrucksenkend, nervenstärkend, kreislaufstärkend, durchblutungsfördernd, krampflösend, gefäßerweiternd
Inhaltsstoffe:	Flavonoide, Amine, Procyanidine, Kalium, Kalzium, Phosphor, ätherisches Öl, Glykosid, Bitterstoff
Verwendete Teile:	Blüten, Blätter, Beeren
Sammelzeit:	Blüten und Blätter zu Beginn der Blütezeit (Mai)
Nebenwirkungen:	derzeit keine bekannt
Anwendungsbeschränkungen:	Aufgrund fehlender wissenschaftlicher Erkenntnisse sollte Weißdorn in der Schwangerschaft und Stillzeit nicht angewendet werden.

Teezubereitung:

1. 2 TL Blüten und Blätter werden mit 200 ml **kochendem Wasser** aufgegossen und ca. 10 Minuten ziehen gelassen. Man trinkt 3–4 Tassen täglich, mindestens 6 Wochen lang.
2. Die Beeren müssen 20 Minuten ziehen, wirken allerdings schwächer.

Weißdorn lässt sich gut mit Melisse und Baldrian kombinieren.

Wissenswertes:

Weißdorn wirkt nachhaltig, die Wirkung setzt erst nach einigen Wochen ein und hält danach längere Zeit an! Eine Teekur mit Weißdorn darf 3–4 Monate durchgeführt werden.

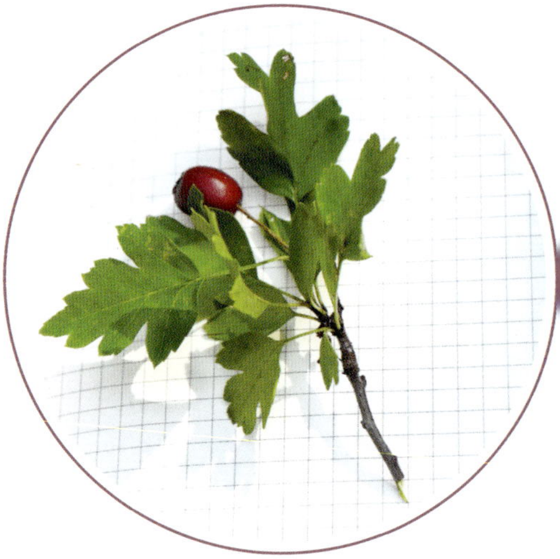

BEWÄHRTE TEEMISCHUNGEN

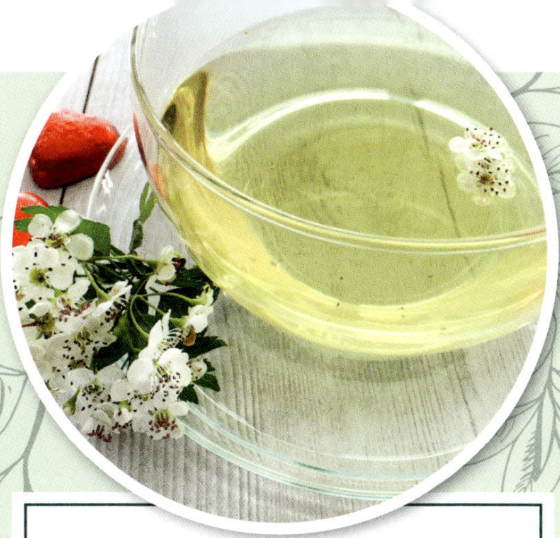

HERZHARMONIE–TEE

Weißdornblüten und -blätter, Melissenblätter und Lindenblüten zu gleichen Teilen mischen. Von dieser Mischung 1 TL mit 200 ml **heißem Wasser übergießen**, 10 Minuten ziehen lassen, dann abseihen.

Der Tee wirkt regulierend auf den Blutdruck und beruhigend bei nervösen Herzbeschwerden.

HERZERL-TEE

Weißdornblüten und -blätter, Melissen-, Mistel- und Rosenblütenblätter zu gleichen Teilen mischen. 1 TL davon mit 200 ml **heißem Wasser übergießen**, 10 Minuten zugedeckt ziehen lassen, dann abseihen.
3 Tassen pro Tag trinken, nach 6 Wochen eine Pause einlegen.

Der Tee wirkt blutdrucksenkend und hilft bei Herzrhythmusstörungen.

TEE BEI BLUTHOCHDRUCK

Je 40 g Weißdornblüten und Melisse- sowie 20 g Mistelblätter miteinander mischen. 1 TL dieser Mischung mit 150 ml **kochendem Wasser übergießen** und den Aufguss 10 Minuten ziehen lassen, abseihen und 2–3 Tassen täglich trinken.

Diese Mischung wirkt gefäßerweiternd und dadurch blutdrucksenkend. Melisse beruhigt.

VENENTEE

Buchweizenkraut, Ginkgoblätter und Steinklee zu gleichen Teilen mischen und getrocknete Zitronenschalen hinzufügen. Von dieser Mischung 1 TL mit 200 ml **kochendem Wasser übergießen** und 10 Minuten ziehen lassen.

Diese Teemischung unterstützt den Stoffwechsel, stärkt die Venen und wirkt entzündungshemmend.

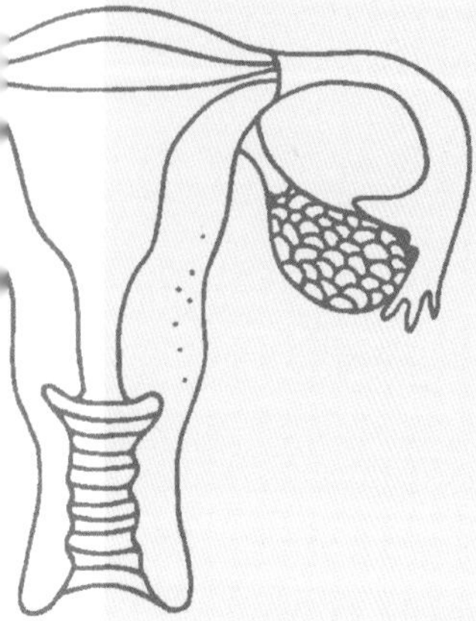

Frauen- und Männerleiden

Gerade bei den sogenannten Frauenleiden, die mit den weiblichen Geschlechtsorganen und mit den Hormonschwankungen bzw. einer Verminderung der weiblichen Geschlechtshormone Progesteron und Östrogen in den Wechseljahren zu tun haben, zeigen Heilpflanzen gute Wirkungen. Seit vielen Hunderten von Jahren finden sie in der Frauenheilkunde Verwendung. Als „Frauenkräuter" haben sie eine lange Tradition in der Volksmedizin, vermutlich weil sich auch vor allem das „Weibervolk" mit den Pflanzen und Kräutern beschäftigt hat.

Der weibliche Zyklus ist ein Meisterwerk der Natur, ein Zusammenspiel von Hormonen und Geschlechtsorganen, so dass monatlich ein Eisprung stattfinden kann und die Gebärmutterschleimhaut auf eine mögliche Schwangerschaft vorbereitet wird. Nistet sich eine befruchtete Eizelle in der Gebärmutter ein, verändert sich das sensible Wechselspiel der Hormone und steuert von nun an die Schwangerschaft. Hormone haben auch bei der Geburt, bei der Milchbildung und im Wochenbett spezielle Aufgaben und in den Wechseljahren findet die letzte große hormonelle Umstellung im Körper der Frau statt. Jede kleinste Störung in diesem Zusammenspiel kann sich unangenehm auf Körper und Seele auswirken.

Die Pflanzenheilkunde zeigt uns einige natürliche Alternativen, die auf sanfte, aber wirksame Weise die Hormonausschüttung beeinflussen, so dass möglicherweise herkömmliche Behandlungsmethoden (wie zum Beispiel eine Hormonersatztherapie in den Wechseljahren) vermieden werden können. Einen Versuch ist es jedenfalls wert!

Typische Frauenbeschwerden sind:

- **Menstruationsstörungen:** Ist ein Ausbleiben der Regelblutung organisch bedingt, sind Heilpflanzen wirkungslos. Bei psychischen Ursachen (Stress, Nervosität, spezielle Ereignisse) oder bei einer erhöhten Prolaktin-Ausschüttung können Teekuren mit entsprechend wirksamen Pflanzen unterstützend eingreifen. Eine sehr starke Periode oder eine Blutung, die länger als 5 Tage andauert, kann organische Ursachen haben und sollte ärztlich abgeklärt werden. Regelschmerzen, die sich in Form von Krämpfen, Rückenschmerzen, Kopfschmerzen, Übelkeit und einem Spannungsgefühl in den Brüsten bemerkbar machen, spüren viele Frauen in den ersten beiden Tagen. Ursache ist meist eine höhere Konzentration des Hormons Prostaglandin.
- **Prämenstruelles Syndrom (PMS):** Treten verschiedene körperliche und psychische Symptome eher vor Beginn der Regelblutung auf, spricht man vom prämenstruellen Syndrom. Die Beschwerden reichen von Kopfschmerzen, Migräne, Wassereinlagerungen, Gewichtszunahme, schmerzhaften Brüsten, Schlafstörungen bis hin zu seelischen Verstimmungen.
- **Fruchtbarkeit und Kinderwunsch**
- **Beschwerden in der Schwangerschaft:** Viele Frauen leiden in der Schwangerschaft an den unterschiedlichsten Beschwerden. Medikamente sollten besonders in den ersten drei Monaten nicht eingenommen werden und auch nach dieser kritischen Zeit wird zur Vorsicht bei der Einnahme von Medikamenten geraten. Pflanzliche Heilmittel stellen in der Schwangerschaft eine gute Alternative dar, wenngleich auch nicht alle Kräuter für die Schwangerschaft geeignet sind: Eisenkraut, Ingwer, Zimt und Nelken sollten in der Schwangerschaft gemieden werden, da sie als wehenauslösend gelten.

— **Starke Blutungen nach der Geburt**
— **Probleme beim Stillen:** Wunde Brustwarzen, Milchstau, Brustentzündung und zu wenig oder zu viel Milch sind nur einige der Probleme, die beim Stillen auftreten können. Kräuter können die Milchbildung anregen (z. B. Fenchel, Geißraute), aber auch hemmen (z. B. Salbei, Pfefferminze).
— **Beschwerden in den Wechseljahren (Klimakterium):** Als Wechseljahre bezeichnet man die hormonelle Umstellung etwa um das 50. Lebensjahr herum, bis die weiblichen Keimdrüsen endgültig ihre Funktion einstellen. Die häufigsten Beschwerden sind Hitzewallungen, Schwindel, Herzrhythmusstörungen, Schwitzen, Osteoporose, depressive Verstimmungen, Haarausfall und Gewichtszunahme. Der Eisprung bleibt aus, der Körper bildet keine Gelbkörper mehr und die Periode wird unregelmäßig, schwächer oder stärker. Ursache ist meist eine verminderte Produktion von Östrogenen und Gestagenen.

Interessant ist, dass Frauen in asiatischen Ländern und anderen Kulturen kaum Wechselbeschwerden empfinden. Dies ist einerseits darauf zurückzuführen, dass sie mit ihrer Ernährung ihrem Körper auf natürliche Weise viele Phytohormone, also hormonähnliche pflanzliche Substanzen, zuführen. Andererseits zeigen diese Frauen eine andere Haltung dem Alter und Altern gegenüber. Eine Frau, die nicht mehr gebären kann, gilt im asiatischen Raum als erfahren und weise. In manchen Kulturen sind die Wechseljahre ein Übergang in eine spirituelle Lebensphase.

FRAUENKRÄUTER MIT PHYTOHORMONEN

ÖSTROGENHALTIGE PFLANZEN	PROGESTERONHALTIGE PFLANZEN (GESTAGEN)
Ackerschachtelhalm: fördert die Produktion von Östrogenen	**Bockshornklee:** enthält progesteronähnliche Wirkstoffe
Baldrian: enthält östrogenähnliche Wirkstoffe	**Frauenmantel:** enthält progesteronartige Wirkstoffe
Beifuß: fördert die Östrogenproduktion, regt den Eisprung an	**Mönchspfeffer:** wirkt anregend auf die Libido der Frauen, bei Männern hemmend
Brennnesselwurzel: enthält östrogenähnliche Wirkstoffe	**Schafgarbe:** enthält progesteronähnliche Wirkstoffe
Goldmelisse: enthält einen östrogenähnlichen Wirkstoff	**Yams-Wurzel:** enthält progesteronähnliche Wirkstoffe (ayurvedisches Heilmittel)
Hopfen: enthält östrogenähnliche Wirkstoffe, wirkt anregend auf die Libido der Frauen	
Johanniskraut: enthält östrogenähnliche Wirkstoffe	
Rotklee: enthält östrogenähnliche Wirkstoffe	
Salbei: wirkt östrogenartig	
Soja: enthält reichlich östrogenartige Wirkstoffe	
Traubensilberkerze: enthält reichlich östrogenartige Wirkstoffe	

Weitere „Frauenkräuter“ sind:

— Kamille (beschrieben unter den Beschwerden des Verdauungstraktes)

— Melisse (beschrieben unter „Schlaf und gute Nerven“)

— Pfefferminze (beschrieben unter den Beschwerden des Verdauungstraktes)

— Rose (beschrieben unter „Schlaf und gute Nerven“)

Männerleiden wurden in der Vergangenheit lange Zeit tabuisiert. Erst in den letzten Jahren werden Stimmen laut, dass auch Männer von typischen Beschwerden geplagt sind. Diese sind unter anderem:

— **Unzureichende Samenproduktion:** Störungen in der Samenproduktion machen sich meist erst dann bemerkbar, wenn ein Kinderwunsch in einer Partnerschaft unerfüllt bleibt. Die Ursachen für eine Unfruchtbarkeit sind vielfältig und müssen entsprechend ärztlich abgeklärt werden. Sie können genetischer Natur sein, psychische oder organische Gründe haben, hormonell bedingt sein oder auf Umwelt- oder Genussgifte zurückgeführt werden. Untersuchungen zeigen, dass eine Ernährungsumstellung und pflanzliche Heilmittel den Hormonhaushalt positiv verändern und die Spermienqualität verbessern können.

— **Testosteronmangel und Testosteron-Defizienz-Syndrom:** Testosteron ist das wichtigste männliche Geschlechtshormon. Der altersbedingte Testosteronmangel wird bei Männern auch als Andropause bezeichnet. Sinkt der Testosteronspiegel, kommt es zu den verschiedensten Symptomen: verminderte Libido, Erektionsstörungen, verminderte Muskelmasse, Reizbarkeit, Antriebslosigkeit bis hin zu Schlafproblemen. Eine spezifische Ernährung, körperliche Betätigung und eine Erhöhung des Vitamin-D-Spiegels können zumindest kurzfristig das Testosteron erhöhen.

— **Potenzstörung (Erektile Dysfunktion, Impotenz):** Man nimmt an, dass jeder dritte Mann im Laufe seines Lebens zumindest vorübergehend davon betroffen ist. Manchmal stehen Erektionsstörungen in Zusammenhang mit anderen Erkrankungen, weshalb eine ärztliche Abklärung unbedingt notwendig ist.

— **Prostatabeschwerden:** Die Prostata oder Vorsteherdrüse enthält ein Sekret, das dem Ejakulat beigemischt wird und den Spermien die Fortbewegung ermöglicht. Bei einer vergrößerten Prostata können Probleme beim Wasserlassen auftreten. Betroffene haben häufiger das Bedürfnis, die Blase zu entleeren, der Harnstrahl ist nicht mehr so kräftig und die Blase kann nicht mehr vollständig entleert werden. Die vergrößerte Prostata, meist hormonell bedingt, engt in diesem Fall den Harnleiter ein. Die Probleme beim Wasserlassen können mit pflanzlichen Mitteln gelindert werden, die vergrößerte Prostata hingegen muss regelmäßig vom Urologen beobachtet werden.

KRÄUTER UND WURZELN FÜR DEN MANN

- **Brennnesselwurzeln:** bei vergrößerter Prostata und Problemen beim Wasserlassen.
- **Engelwurz:** soll die männliche Fruchtbarkeit erhöhen
- **Kurkuma:** bei vergrößerter Prostata, in Studien wurde eine tumorhemmende Wirkung nachgewiesen
- **Liebstöckelwurzel:** soll die Spermienproduktion verbessern
- **Storchenschnabel:** regt die Spermienproduktion an
- **Frauenwurzel:** In der Volksmedizin gegen Potenzstörungen, regt die Spermienproduktion an
- **Rotklee:** bei Prostatabeschwerden

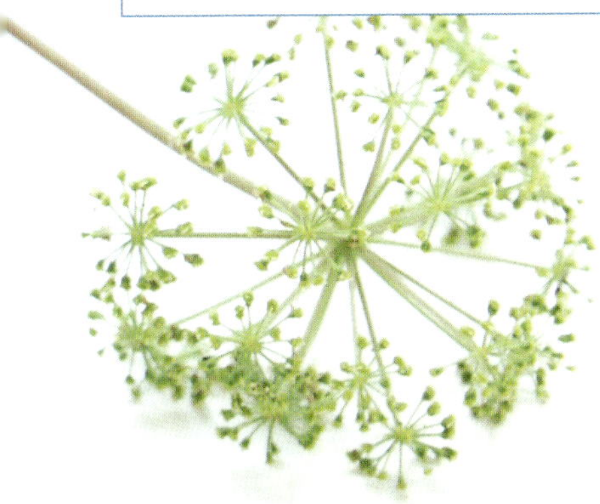

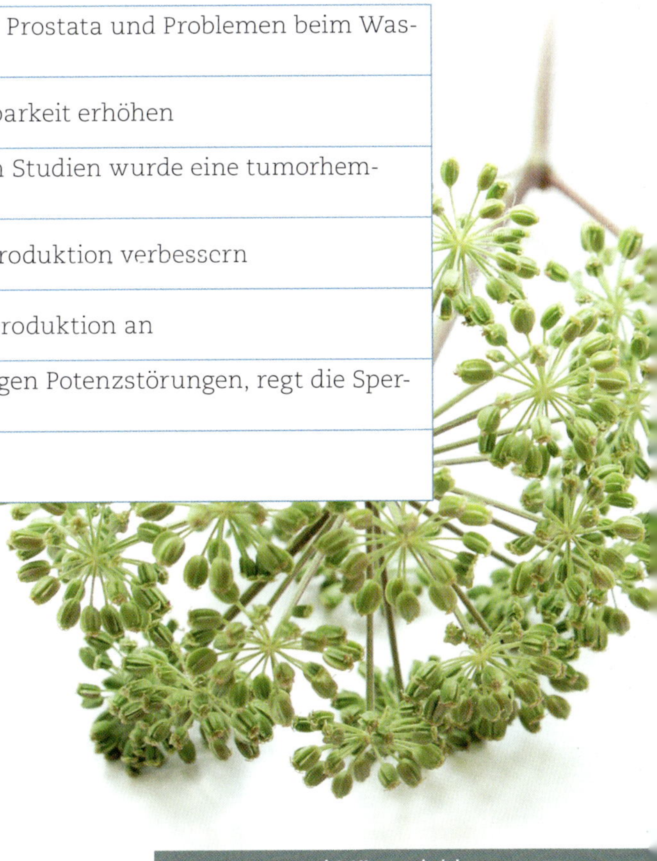

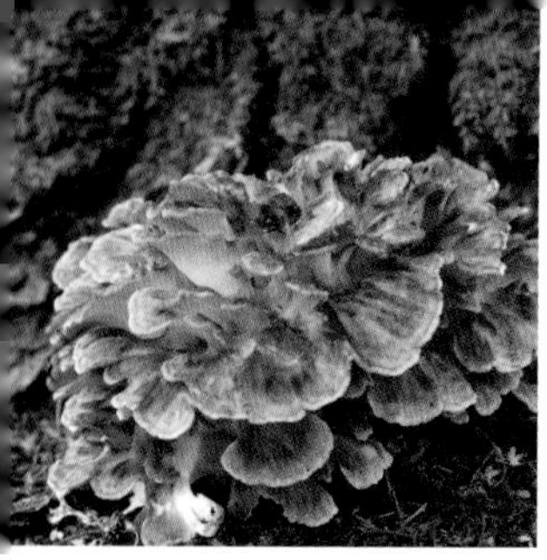

KLAPPERSCHWAMM

GRIFOLA FRONDOSA

Anwendung:	Magen- und Milzleiden, nervöse Beschwerden, Verminderung von Nebenwirkungen in der Krebstherapie, Rheuma, Diabetes Typ II, Krebs (besonders Brust-, Lungen-, Leberkrebs), Bluthochdruck, Osteoporose, Wechselbeschwerden
Eigenschaften:	antiviral, entzündungshemmend, immunstärkend, blutzuckersenkend, leberstärkend, tumorhemmend, cholesterinsenkend, blutdrucksenkend, antioxidativ, verdauungsfördernd
Inhaltsstoffe:	Proteine, Nucleotide, Vitamine B und D, Kalium, Polysaccharide, Grifolan, Grifolin, Ergosterol
Verwendete Teile:	Fruchtkörper
Vorkommen:	vorwiegend an der Stammbasis alter Eichen, manchmal auch an Linden oder Buchen
Verwechslung:	Polyporus umbellatus (Eichhase), Riesenporling
Sammelzeit:	Herbst
Nebenwirkungen:	nicht bekannt
Anwendungs-beschränkungen:	Vorsicht bei gleichzeitiger Behandlung mit Antidiabetika (blutzuckersenkend)

Teezubereitung:
Den Pilz schneiden, trocknen und 1 TL mit 250 ml **kochendem Wasser übergießen**. Zugedeckt 20 Minuten ziehen lassen.

Wissenswertes:
Während der Klapperschwamm oder Maitake in China und Japan schon seit vielen tausend Jahren gesammelt und gegessen wird, ist er bei uns noch relativ unbekannt und wird zu Unrecht kaum beachtet. Junge, zarte Exemplare sind gute Speisepilze.

SHIITAKE

LENTINULA EDODES

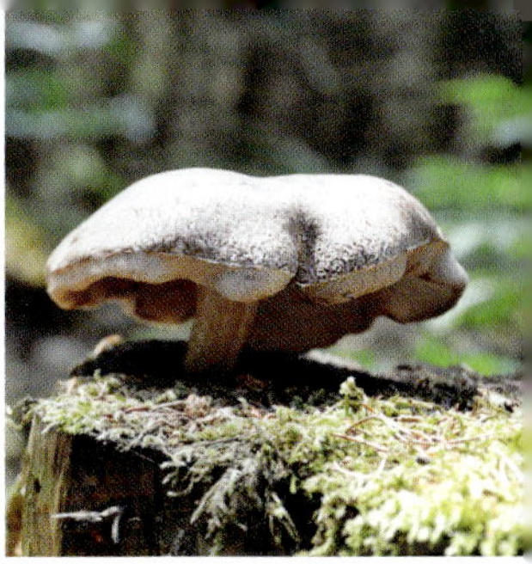

Anwendung:	Arthritis, Arthrose, Immunschwäche, Herz-Kreislaufbeschwerden, Wechselbeschwerden, hohe Cholesterinwerte, Krebstherapie, Erkältungskrankheiten, Viruserkrankungen
Eigenschaften:	antitumoral, immunstimulierend, cholesterinsenkend, blutdrucksenkend, antithrombotisch, antiviral
Inhaltsstoffe:	Polysaccharide (Lentinan), Ergosterin, Glykopeptide, Lektine, Schwefelverbindungen, Nucleosid-Verbindungen, Thioprolin, Vitamine, Zink
Verwendete Teile:	Fruchtkörper
Vorkommen:	abgestorbenes Holz (Eichen, Kastanien, Buchen)
Verwechslung:	schuppiger Sägeblättling
Sammelzeit:	ganzjährig (Zuchtpilz)
Nebenwirkungen:	keine bekannt
Anwendungsbeschränkungen:	keine bekannt

Teezubereitung:

1. 1 TL vom in Stücke geschnittenen und getrockneten Pilz in 250 ml **kaltem Wasser** zustellen und 30 Minuten ziehen lassen, dann aufwärmen und 30 Minuten kochen lassen.
2. Die aromatischen Pilzstücke abseihen und idealerweise für das Mittag- oder Abendessen verwenden. Schade wäre es, wenn dieser wertvolle und geschmackvolle Pilz beim Bio-Abfall landen würde!

Wissenswertes:

Bei uns ist der Shiitake als Zuchtpilz erhältlich, Wildformen gibt es nur in Asien. Seinen Namen verdankt er dem südostasiatischen Shii-Baum, auf dem er gerne wächst. In der östlichen Medizin gilt der Shiitake schon seit vielen Jahren als Lebenselixier. Sein Geschmack ist unverwechselbar, aromatisch und erinnert an Lauch.

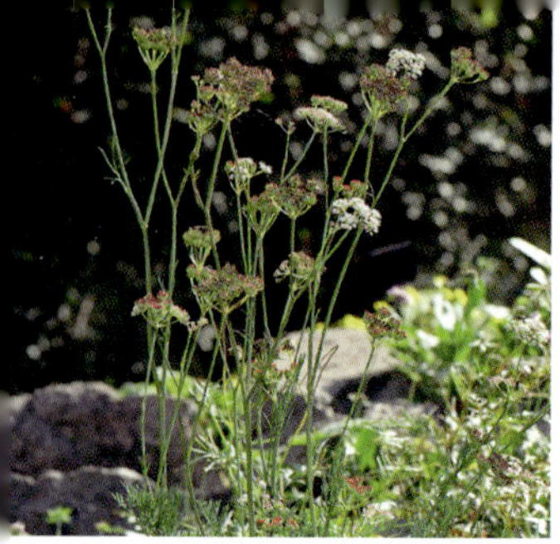

ALPEN-MUTTERWURZ

LIGUSTICUM MUTTELINA SYN. MEUM MUTELLINA

Anwendung:	Aphrodisiakum, bei und nach der Geburt, Stillen
Eigenschaften:	geburtsfördernd, geburtserleichternd, krampflösend, verdauungsfördernd, milchbildungsfördernd, magenstärkend
Inhaltsstoffe:	Eiweiß, fettes Öl, ätherisches Öl, Flavonoide, Mineralstoffe, Vitamine
Verwendete Teile:	Wurzel, ganzes Kraut
Sammelzeit:	Frühling und Herbst
Nebenwirkungen:	Überempfindlichkeit
Anwendungsbeschränkungen:	Nicht in der Schwangerschaft oder bei chronischem Nierenleiden anwenden! Bei bekannter Überempfindlichkeit gegenüber Doldenblütlern nicht anwenden.

Teezubereitung:

1 TL Wurzel und Kraut mit 200 ml **kaltem Wasser zustellen**, zum Kochen bringen und nach einer Ziehzeit von 10 Minuten trinken. 2 Tassen pro Tag sind ausreichend.

Wissenswertes:

Die Mutterwurz ist mit der Bärwurz verwandt und wird aufgrund ihres aromatischen Geruchs auch noch Alpen-Liebstöckel genannt.

Die Wurzel nur dann sammeln und anwenden, wenn man die Pflanze mit Sicherheit bestimmen kann, denn es besteht Verwechslungsgefahr mit anderen (giftigen) Doldenblütlern!

Mutterwurz ist eine alte „Hexenpflanze" und wird nur volksmedizinisch angewandt.

EISENKRAUT, ECHTES

VERBENA OFFICINALIS

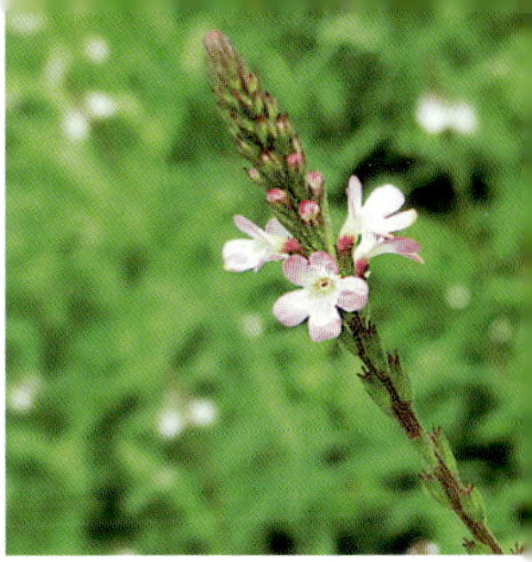

Anwendung:	Kinderwunsch, Geburtseinleitung und nach der Geburt, aber auch bei Husten
Eigenschaften:	wehenanregend, geburtsfördernd, milchbildend, wundheilend, schleimhautstärkend, krampflösend, entzündungshemmend
Inhaltsstoffe:	Glykosid, Verbenalin, Bitterstoffe, Gerbstoffe, Flavonoide, Kieselsäure, Kaffeesäure-Derivate, Triterpene
Verwendete Teile:	Kraut
Sammelzeit:	Sommer
Nebenwirkungen:	derzeit keine bekannt
Anwendungsbeschränkungen:	Nicht in der Schwangerschaft anwenden.

Teezubereitung:

2 TL klein geschnittenes Eisenkraut **übergießt** man mit 250 ml **kochendem Wasser** und lässt den Tee 10 Minuten ziehen.

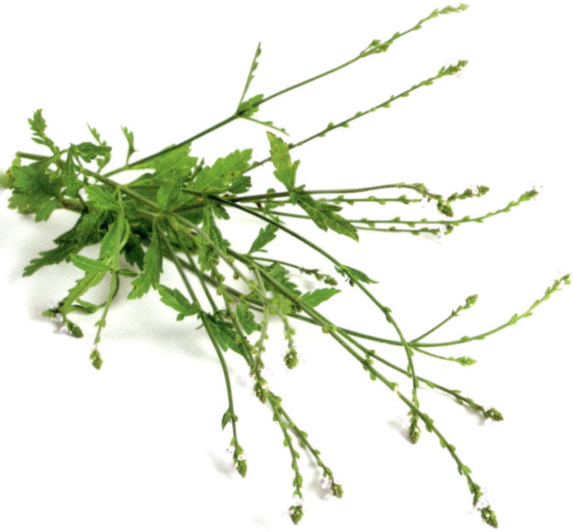

Wissenswertes:

Trotz vieler Untersuchungen konnte die Wirkung des Echten Eisenkrautes nicht eindeutig wissenschaftlich bestätigt werden. In der Volksmedizin wird es heute trotzdem nach wie vor angewandt und etliche Hebammen schwören auf seine geburtsfördernde Wirkung.

Eisenkraut enthält übrigens kein Eisen und Verbena officinalis wird aufgrund der Namensähnlichkeit immer wieder mit Zitronenverbene verwechselt.

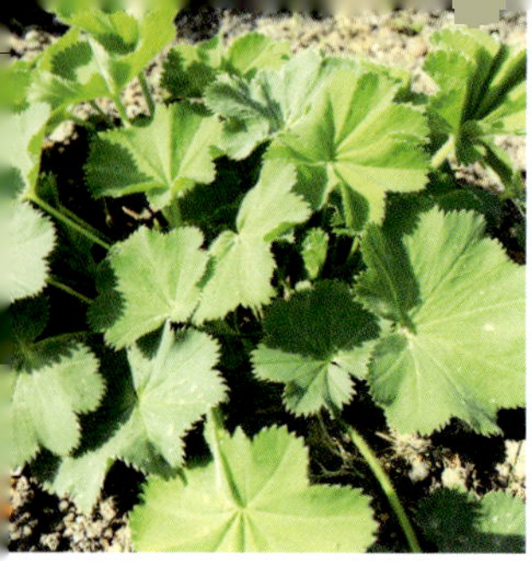

FRAUENMANTEL

ALCHEMILLA XANTHOCHLORA SYN. A. VULGARIS

Anwendung:	bei allen Frauenleiden (Unterleibsentzündungen, starken Regelschmerzen, Weißfluss, Pilzerkrankungen, Eierstockentzündung, Neigung zu Fehlgeburten, Problemen beim Stillen usw.), Krampfadern, Geschwüren, Blutarmut, Beschwerden während der Wechseljahre, auch bei Durchfallerkrankungen
Eigenschaften:	harntreibend, magenstärkend, wundheilend, stopfend, entzündungshemmend, blutreinigend, milchfördernd, menstruationsregelnd, geburtsvorbereitend, krampflösend
Inhaltsstoffe:	Gerbstoffe, Flavonoide, ätherisches Öl, Bitterstoffe, Salicylsäure, Harz, Lecithin, Öl, Phytosterine, Saponine, Tannine, enthält progesteronhaltige Wirkstoffe
Verwendete Teile:	Blätter und blühendes Kraut
Sammelzeit:	Frühjahr bis Herbst
Nebenwirkungen:	derzeit keine bekannt
Anwendungsbeschränkungen:	Bei einer Überempfindlichkeit nicht anwenden.

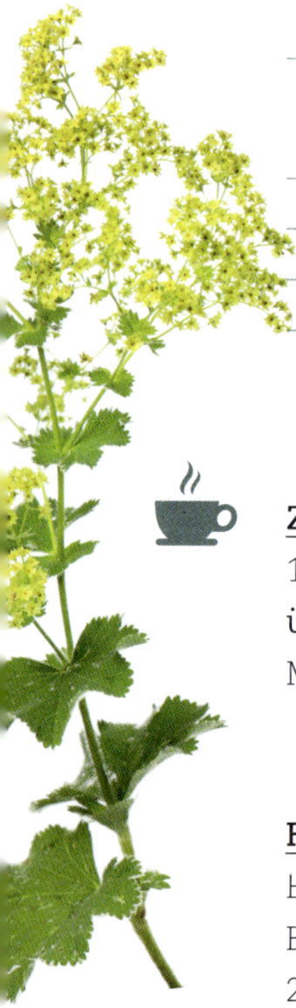

Zur Anwendung bei allen „Frauenleiden“:
1 EL Kraut mit 200 ml **kochendem Wasser übergießen** und 5 Minuten ziehen lassen. Man trinkt drei Tassen täglich.

Für die Anwendung gegen Durchfall:
Einen starken Tee aus 3 TL getrockneten Blättern pro Tasse zubereiten und nur 2 Minuten ziehen lassen.

Frauenmantel eignet sich auch für Teemischungen mit Salbei (Hitzewallungen), Schafgarbe (gestagenhaltig), Gänsefingerkraut (Unterleibsschmerzen) oder Rotklee (östrogenhaltig).

Übrigens:
Ursprünglich hieß der Frauenmantel „Freyas Mantel“. Die germanische Göttin Freya ist zuständig für Liebe, Glück, Familie und das urweibliche Wissen. Seit dem Altertum wird Frauenmantel in allen weiblichen Lebensphasen und bei allen Arten von hormonellen Beschwerden verwendet.

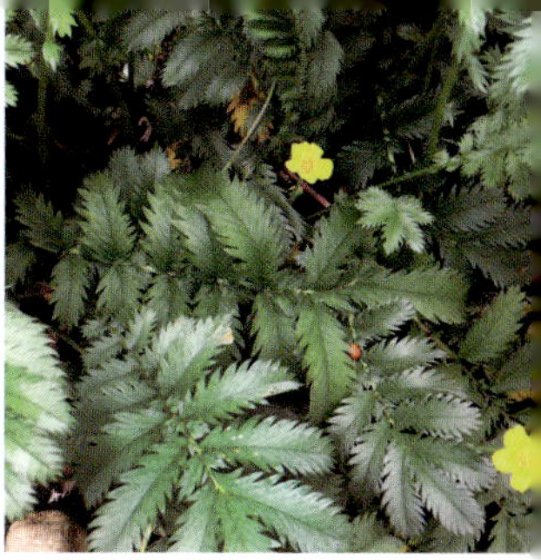

GÄNSEFINGERKRAUT

POTENTILLA ANSERINA

Anwendung:	schmerzhafte Menstruation, Krämpfe aller Art, Durchfall
Eigenschaften:	krampflösend, zusammenziehend, wundheilend, entzündungshemmend, schmerzstillend
Inhaltsstoffe:	Gerbstoffe, Bitterstoffe, Tormentol, Flavonoide, Tannine, Amine, Kalzium
Verwendete Teile:	Blüten und Blätter
Sammelzeit:	Mai bis August
Nebenwirkungen:	Beschwerden bei Reizmagen können verstärkt werden.
Anwendungsbeschränkungen:	Nicht in der Schwangerschaft anwenden.

Teezubereitung:

1. Für den Tee macht man einen **heißen Aufguss** mit einem gehäuften TL (wenn möglich frisches) Kraut pro Tasse. Auch heiße Milch ist geeignet und soll die Inhaltsstoffe noch besser lösen.

Gänsefingerkraut eignet sich auch für Teemischungen.

Wissenswertes:

Im Volksmund wird es als „Krampfkraut" bezeichnet und kann bei allen krampfartigen Beschwerden eingesetzt werden.

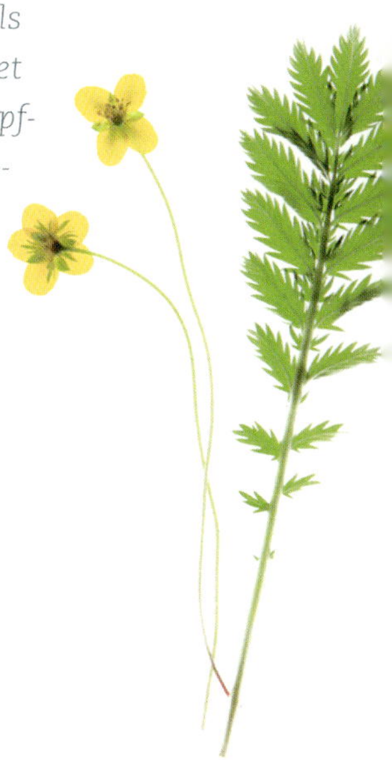

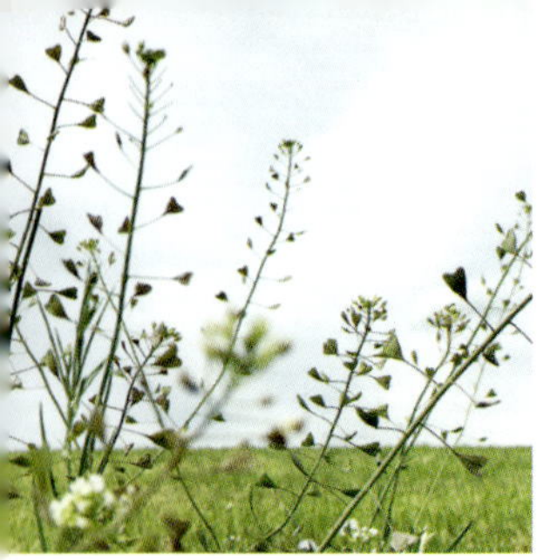

HIRTENTÄSCHEL

CAPSELLA BURSA-PASTORIS

Anwendung:	starke Regelblutung, starke Blutung nach der Geburt, zu häufige und zu lange Menstruationsblutung, Endometriose, blutende Hämorrhoiden, auch bei Zahnextraktionen
Eigenschaften:	blutstillend, zusammenziehend, wehenfördernd, menstruationsfördernd, stuhlfördernd
Inhaltsstoffe:	Gerbstoffe, Histamine, Flavonoide, Peptid, Kaliumsalze, Cholin, Acetylcholin, ätherisches Öl, Saponine, Bursasäure, Vanillinsäure
Verwendete Teile:	ganzes Kraut
Sammelzeit:	Mai bis August
Nebenwirkungen:	derzeit keine bekannt
Anwendungsbeschränkungen:	Nicht in der Schwangerschaft anwenden. Kann Wehen auslösen!

Teezubereitung:

1. 2 TL frisches Hirtentäschelkraut werden mit 200 ml **kochendem Wasser übergossen** und 10 Minuten ausgezogen. 2–4 Tassen täglich trinken (blutstillend).

Eine Teemischung aus gleichen Teilen Hirtentäschel, Gänsefingerkraut, Frauenmantel, Beifuß und Jakobskraut hilft bei verschiedenen (auch ernsthaften) Störungen der weiblichen Unterleibsorgane, wie z. B. bei Tumoren, Entzündungen, Gebärmuttersenkung usw.

Menstruationsfördernder Tee:

Bei unregelmäßigen Blutungen, z. B. in der Pubertät oder in den Wechseljahren, mischt man gewichtsmäßig zu gleichen Teilen: Hirtentäschel, Beifuß, Schafgarbe, Weinraute und Fenchel.

Wissenswertes:

Das Hirtentäschel hat wohl seinen Namen aufgrund der dreieckig-herzförmigen Früchte erhalten, die an den Lederbeutel eines Hirten erinnern. Diese Früchte haben übrigens einen ausgezeichneten Nussgeschmack!

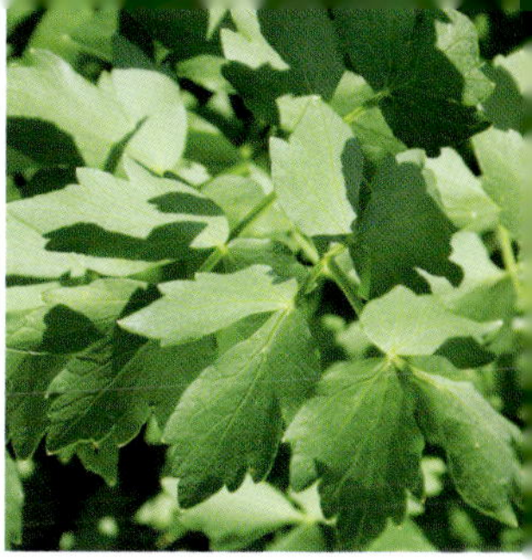

LIEBSTÖCKEL

LEVISTICUM OFFICINALIS

Anwendung:	Verbesserung der Spermienproduktion, Aphrodisiakum, Harnwegsinfekte, Magen-Darm-Beschwerden, Migräne, Menstruationsbeschwerden, Geburtshilfe
Eigenschaften:	hormonsteigernd, anregend, harntreibend, auswurffördernd, magenstärkend, appetitanregend
Inhaltsstoffe:	Ätherisches Öl, Cumarine, Angelikasäure, Apfelsäure, Gerbstoffe, Stärke, Harze, Eisen
Verwendete Teile:	Wurzeln, Samen, Kraut
Sammelzeit:	Wurzeln und Samen im Herbst, Kraut im Frühjahr bis Herbst
Nebenwirkungen:	Möglich ist eine Photosensibilisierung, d. h. die Haut wird für die Sonne empfindlicher!
Anwendungsbeschränkungen:	Nicht in der Schwangerschaft anwenden! Nicht bei Überempfindlichkeit, Ödemen infolge einer eingeschränkten Herz-Nierenfunktion und nicht bei Nierenentzündungen anwenden.

Teezubereitung:

2 TL klein geschnittene Wurzeln werden mit 200 ml **kaltem Wasser zugestellt** und nach 3–4 Stunden Ziehzeit zum Kochen gebracht. 2 Tassen pro Tag sind ausreichend.

Wissenswertes:

Liebstöckel oder Maggikraut duftet intensiv nach Sellerie und wird gerne als Würzmittel in der Küche verwendet. Liebstöckel ist eine Einschleuserpflanze für Eisen.

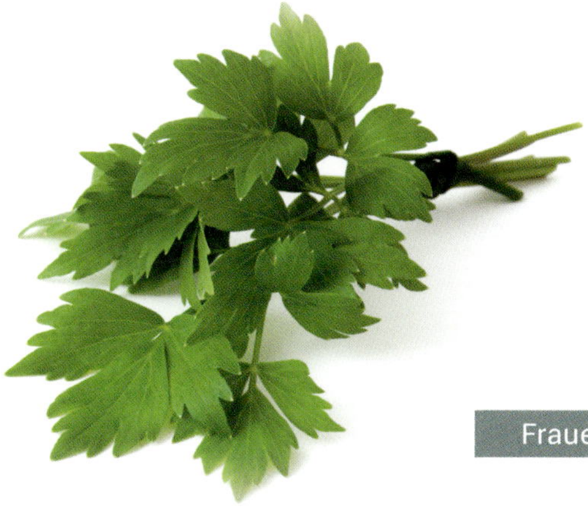

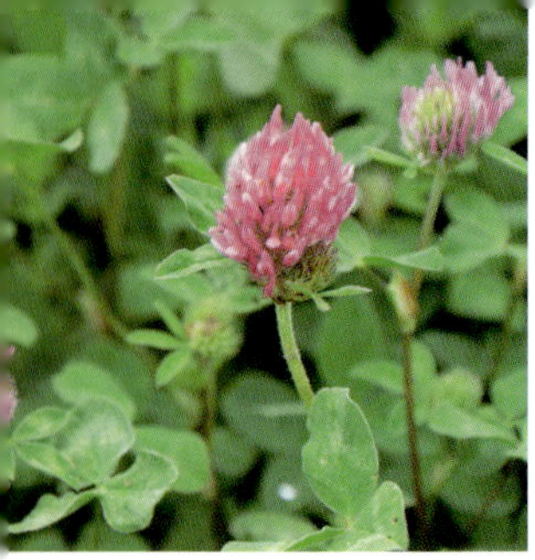

ROTKLEE

TRIFOLIUM PRATENSE

Anwendung:	Behandlung und Vorbeugung von Wechselbeschwerden (Hitzewallungen, Schweißausbrüchen, Herzklopfen), Osteoporose (natürliche Hormonersatztherapie), PMS (Prämenstruellem Syndrom), schmerzhafter Menstruation beim Mann: Prostatabeschwerden
Eigenschaften:	krampflösend, schleimlösend, östrogenhaltig, harntreibend, blutreinigend, entzündungshemmend
Inhaltsstoffe:	Phytoöstrogene (Isoflavone), Asparagin, Flavonoide, Salicylate, Cumarine, Glykoside, Mineralstoffe, Vitamine
Verwendete Teile:	Blütenköpfe
Sammelzeit:	Sommer
Nebenwirkungen:	Eine kurzfristige Anwendung scheint gut verträglich zu sein. Möglicherweise Kopfschmerzen, Muskelschmerzen, Übelkeit und Auswirkungen auf Gebärmutterschleimhaut, Brust- oder Schilddrüse nach einer längeren Einnahme.
Anwendungsbeschränkungen:	Bei Überempfindlichkeiten, während der Schwangerschaft und Stillzeit und bei Neigung zu östrogenabhängigem Brustkrebs nicht anwenden.

Teezubereitung:

2 TL frische oder 1 TL getrocknete Blüten mit 200 ml **heißem, nicht mehr kochendem Wasser übergießen** und 5–10 Minuten zugedeckt ziehen lassen. Man trinkt bis zu 4 Tassen täglich.

Wissenswertes:

Schon Hildegard von Bingen kannte die heilsame Wirkung der rosafarbenen Blütenköpfe, die sehr sanft helfen. Um sichtbare Ergebnisse zu erzielen, muss Rotklee über einen längeren Zeitraum eingenommen werden.

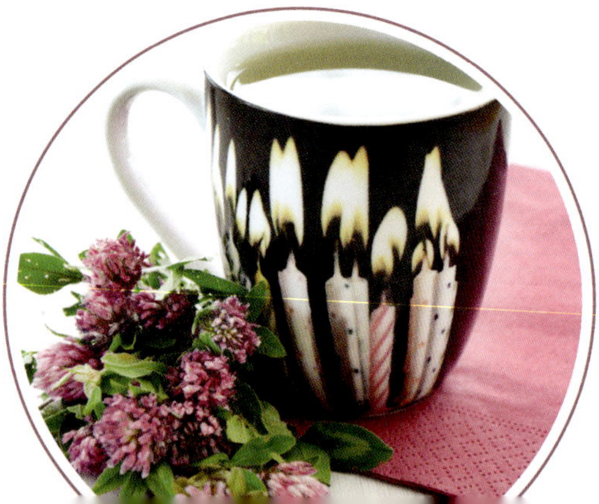

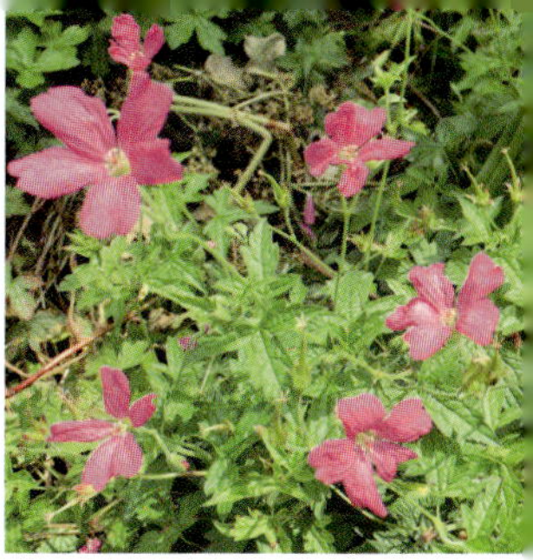

STORCHSCHNABEL, STINKENDER

GERANIUM ROBERTIANUM

Anwendung:	Kinderwunsch, auch Entgiftung, Hauterkrankungen, Magenentzündung, Durchfall, Melancholie („trauriges" Herz)
Eigenschaften:	hormonsteigernd, fruchtbarkeitsfördernd, blutreinigend, blutstillend, zusammenziehend, entgiftend, stopfend
Inhaltsstoffe:	Gerbstoffe (Tannine), ätherische Öle, Bitterstoff Geraniin
Verwendete Teile:	blühendes Kraut
Sammelzeit:	Blütezeit
Nebenwirkungen:	derzeit keine bekannt
Anwendungsbeschränkungen:	derzeit keine bekannt

Teezubereitung:

1. 1 TL getrocknetes oder frisches Kraut mit 200 ml **kochendem Wasser übergießen**, 5 Minuten ziehen lassen, zwei Mal täglich vor den Mahlzeiten trinken.
2. Auch **kalte Teeauszüge** sind möglich, dazu die Pflanzen etwa 6 Stunden in kaltem Wasser ziehen lassen.

Wissenswertes:

Der Stinkende Storchschnabel wird auch Ruprechtskraut genannt. In der ersten Zyklushälfte getrunken, soll er die Fruchtbarkeit steigern. Sein Verwandter, der Weiche Storchschnabel, ist unwirksam.
Das Kraut wird nur volksmedizinisch angewandt.

BEWÄHRTE TEEMISCHUNGEN

KINDERWUNSCHTEE

30 g Frauenmantel, je 20 g Rosmarin, Himbeerblätter und Schafgarbe werden mit je 10 g Zitronenverbene und Eisenkraut vermischt. Von dieser Mischung gießt man 1 EL mit 200 ml **kochendem Wasser** auf und lässt den Tee 5–10 Minuten ziehen.

Frauenmantel wirkt zyklusregulierend und fördert die Produktion von Zervixschleim, Himbeerblätter sorgen für eine bessere Durchblutung des kleinen Beckens, Rosmarin soll den Eisprung anregen, Schafgarbe reguliert das Gelbkörperhormon und fördert die Einnistung der befruchteten Eizelle. Zitronenverbene wirkt sich günstig auf die weibliche Libido aus und Eisenkraut fördert die Fruchtbarkeit.

SCHWANGERSCHAFTSTEE

30 g Frauenmantelkraut und je 20 g Johanniskraut, Brennnessel, Himbeerblätter, Melisse sowie 10 g Schafgarbe vermischen.

1–2 TL dieser Mischung werden mit **kochendem Wasser übergossen** und zugedeckt ca. 5 Minuten ziehen gelassen.

Von dieser Teemischung kann man ab der 16. Schwangerschaftswoche täglich bis zu drei Tassen trinken.

Frauenmantel unterstützt die hormonelle Situation, Johanniskraut stärkt die Nerven und Melissenblätter wirken beruhigend. Schafgarbe unterstützt die Blutgerinnung und Brennnesselblätter verbessern die Eisenaufnahme und regen die Nierenausscheidung an. Himbeerblätter regen einerseits den Stoffwechsel an und lockern andererseits die Muskulatur, besonders die des kleinen Beckens.

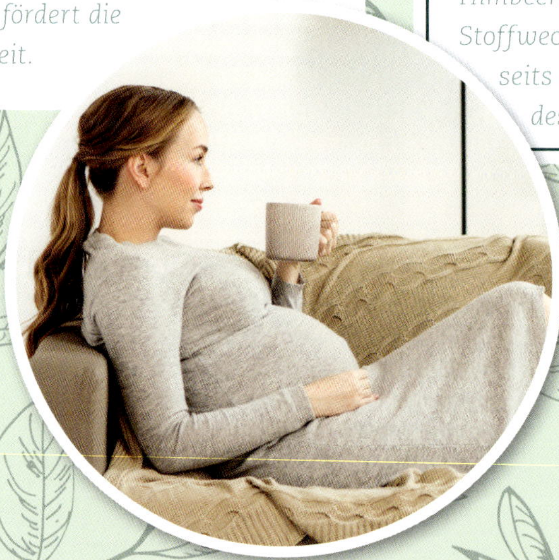

BEWÄHRTE TEEMISCHUNGEN

GEBURTSVORBEREITUNGSTEE

Dieser Tee ist erst ab der 38. Schwangerschaftswoche geeignet: Zu gleichen Teilen Himbeerblätter, Schafgarbe und Frauenmantel vermischen. Von dieser Mischung übergießt man 1–2 EL mit 250 ml **kochendem Wasser** und lässt den Tee 10 Minuten ziehen. Nicht mehr als 3 Tassen pro Tag trinken.

Diese Mischung lockert den Beckenboden und die Muskulatur, sodass das Gewebe für die bevorstehende Geburt weicher wird. Außerdem werden Stoffwechselprozesse angeregt, die Darmmuskulatur aktiviert und da der Darm direkt an der Gebärmutterwand liegt, wird auch diese mit angeregt. Himbeerblättern wird eine wehenfördernde Wirkung nachgesagt.

STILLTEE

30 g Anis, je 20 g Kümmel und Fenchel und 10 g Melisse mischen, mit **heißem Wasser übergießen** und von dieser Mischung 1 TL pro Tasse 5–10 Minuten ziehen lassen.

Von der Mischung profitieren Mami und Baby:

Anis und Kümmel regen die Milchbildung an, wirken krampflösend und entblähend. Außerdem sorgt Anis für einen guten Schlaf. Fenchel wirkt entkrampfend und entblähend. Melisse beruhigt die Nerven und ist eine gute Hilfe bei Schlafstörungen und Nervosität.

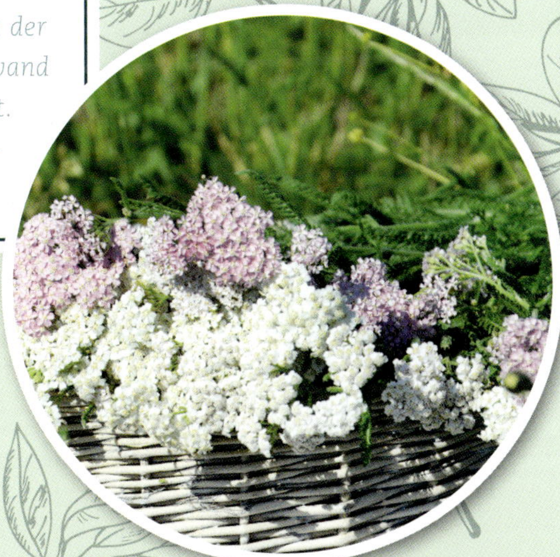

BEWÄHRTE TEEMISCHUNGEN

GEBURTSEINLEITUNGSTEE[1]

Die Hebamme Ingeborg Stadelmann beschreibt in ihrem Buch eine Teemischung, die die Wehentätigkeit anregen und innerhalb von zwei Tagen die Geburt auf natürliche Weise einleiten soll:

1 Stange Zimt, 10 Nelken und eine kleine Ingwerwurzel werden mit einem Liter Wasser 10 Minuten lang leicht geköchelt, 1 EL Verbenentee wird extra aufgebrüht und mit dem Gewürzaufguss gemischt. Von diesem Tee trinkt man schluckweise den ganzen Tag.

Diese natürliche Geburtseinleitung darf erst zum errechneten Geburtstermin angewandt werden und wird auch nur dann funktionieren, wenn eine echte Geburtsbereitschaft des Kindes vorhanden ist.

[1] aus: Ingeborg Stadelmann, Die Hebammensprechstunde. Einfühlsame und naturheilkundliche Begleitung zu Schwangerschaft, Geburt, Wochenbett und Stillzeit mit Kräuterheilkunde, Homöopathie und Aromatherapie, 17. Aufl. 2015, Seite 191

WÖCHNERINNENTEE ZUR ENTKRAMPFUNG

Je 2 Teile Gundelrebe, Gänsefingerkraut und Schafgarbe werden mit 1 Teil Melissenblätter vermischt. Von dieser Mischung 1 TL mit 200 ml **heißem Wasser übergießen** und 5–10 Minuten ziehen lassen.

Der Tee wirkt entkrampfend und entzündungshemmend und soll Blutungen nach der Geburt rasch stillen.

RÜCKBILDUNGSTEE[2]

Die Hebamme Ingeborg Stadelmann empfiehlt 2 Teile Frauenmantel und Melisse mit 1 Teil Hirtentäschelkraut zu mischen. Von dieser Mischung 1 TL mit 200 ml **heißem Wasser übergießen** und nicht mehr als 2 Tassen täglich trinken.

[2] aus: Ingeborg Stadelmann, Die Hebammensprechstunde. Einfühlsame und naturheilkundliche Begleitung zu Schwangerschaft, Geburt, Wochenbett und Stillzeit mit Kräuterheilkunde, Homöopathie und Aromatherapie, 8. Aufl. 2005, Seite 293

BEWÄHRTE TEEMISCHUNGEN

FRAUENTEE

Frauenmantelblüten, Schafgarbe und Melissen-Blätter werden zu gleichen Teilen gemischt, Rosenblüten nach Belieben hinzufügen. Von dieser Mischung **übergießt** man 1 EL mit 200 ml **heißem Wasser** und lässt den Tee 5 Minuten zugedeckt ziehen. Täglich können 3–4 Tassen getrunken werden.

Der Tee hilft bei prämenstruellen Störungen, Wechselbeschwerden und bei Menstruationsproblemen.
Hat man in den Wechseljahren auch Probleme mit übermäßigem Schwitzen, fügt man dieser Mischung noch Salbei hinzu.

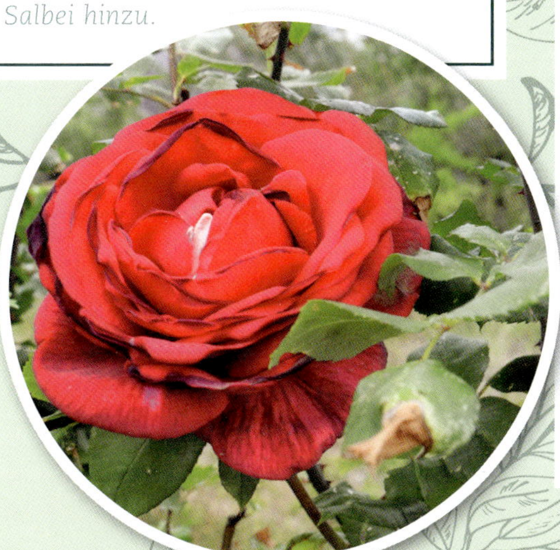

DRUIDEN-TRUNK

Brennnesselwurzeln, Eisenkraut und Ginkgo werden zu gleichen Teilen vermischt. Von dieser Mischung **übergießt** man 1 EL mit 250 ml **kochendem Wasser** und lässt den Tee 10 Minuten ziehen.

Dieser Tee lindert gutartige Prostatabeschwerden, wirkt kräftigend und stimulierend und fördert die Durchblutung.

MÄNNER-TEE

Die Wurzeln von Ingwer und Kurkuma (je 2 cm) schälen und in Scheiben schneiden, mit 500 ml **kochendem Wasser aufgießen** und eine Prise Pfeffer hinzufügen.
10 Minuten ziehen lassen, eventuell mit Zitronensaft und Honig aufbessern.

Der Tee wirkt kräftigend und stärkend, mobilisiert das Immunsystem und kann im Sommer mit Mineralwasser aufgegossen als spritziger Durstlöscher getrunken werden.

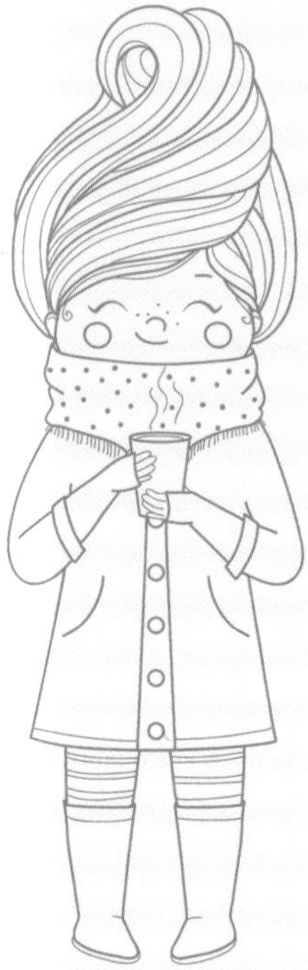

Teekräuter für Kinder

Neben den typischen Kinderkrankheiten (Masern, Windpocken, Scharlach, Röteln usw.) leiden Kinder, häufiger als Erwachsene, an Infekten und anderen nicht lebensbedrohlichen Alltagskrankheiten. Durch diese Bekanntschaften mit diversen Krankheitserregern entwickeln Heranwachsende ihr Immunsystem und trainieren es. Daher soll nicht jede banale Erkrankung von Kindern sofort durch übertriebene Behandlungen oder gar Antibiotika unterdrückt werden.

Manchmal lässt sich auch schon mit sanften Naturheilmitteln wie Teekräutern bei jungen Menschen viel bewirken. Diese sind ideal für den kindlichen Organismus, da sie einerseits die Gesundwerdung fördern, ohne dabei die natürliche Immunabwehr zu unterdrücken, und andererseits seltener unerwünschte Nebenwirkungen zu befürchten sind.

Bitte holen Sie umgehend ärztlichen Rat ein, wenn sich der Gesundheitszustand Ihres Kindes verschlechtert! Kräutertees werden nur bei Bedarf angewendet und sollen nicht als Dauergetränk genossen werden!

Die Erfahrung zeigt, dass Kinder sehr gut auf hochwertige Teekräuter ansprechen. Ein mild zubereiteter Kräuter- oder Früchtetee unterstützt Ihren Sprössling auf sanfte Weise beim Gesundwerden. Dabei muss betont werden, dass nicht alle Kräuter und Gewürze für Kinder geeignet sind und vor allem Kleinkinder sensibel auf Kräuter reagieren können. Der kindliche Organismus verträgt nur kleine Mengen und geringe Dosen und darf nicht mit stark wirksamen Pflanzen überfordert werden. Je jünger, leichter und sensibler das Kind, desto weniger Kräuter sollen im Teewasser sein. Lieber erst mit ganz kleinen Mengen testen, ob Ihr Kind das Kraut verträgt! Glücklicherweise gibt es bei vielen Beschwerden mehrere Kräuter zur Auswahl und sollte Ihr Kind auf ein Kraut nicht ansprechen oder allergisch reagieren, kann man meist noch auf andere Teekräuter ausweichen.

Tee-Kräuter für Kleinkinder im ersten Lebensjahr

Für Säuglinge haben sich Teemischungen aus Anis, Fenchel und Kümmel bewährt. Diese Früchte, allesamt von der großen Familie der Doldenblütler, sind gut verträglich, bekömmlich und wirken Blähungen entgegen. Wichtig ist, dass sie frisch angestoßen, also im Mörser gequetscht werden, sodass die ätherischen Öle ihre volle Wirkung entfalten können. Oft ist es hilfreich, wenn Kinder schon vor der Mahlzeit ein wenig von dieser Teemischung zu trinken bekommen und wenn stillende Mütter selbst davon trinken. Für den Säugling reichen meist wenige Teelöffel eines mild zubereiteten Tees.

Salbeitee ist für Säuglinge ungeeignet, erst ältere Kinder vertragen die starke Wirkung dieses bitter-aromatischen Krautes. Außerdem sollte die stillende Mutter auf Salbei- und Pfefferminztee verzichten, da beide Kräuter die Milchbildung reduzieren. Sie dürfen maximal zum Abstillen getrunken werden.

Bitte beachten Sie, dass Kinder im ersten Lebensjahr keinen Honig zu sich nehmen sollten und meist auch ungesüßten Tee annehmen. Sollte dies nicht der Fall sein, können Sie den Tee für Ihr Kleinkind auch mit Malzzucker süßen. Im Honig sind möglicherweise Sporen von Bakterien vorhanden, die sich in der unausgereiften kindlichen Darmflora ausbreiten und zu einem lebensbedrohlichen Botulismus führen können.

Auch abzuraten ist von den im Handel erhältlichen Instanttees. Diese enthalten meistens viel zu viel Zucker und führen nicht nur zu ungesunden Ernährungsgewohnheiten, sondern auch zu schlechten Zähnen.

Tee-Kräuter für Kleinkinder im 2.–6. Lebensjahr

Für Kleinkinder ab einem Jahr eignen sich neben Anis, Fenchel und Kümmel auch noch folgende Heilkräuter:

- Eibischblätter und -wurzeln
- Himbeerblätter
- Holunderblüten
- Kamille
- Königskerze
- Lindenblüten
- Mädesüß
- Malvenblüten
- Melisse
- Schlüsselblume
- Stiefmütterchen
- Thymian

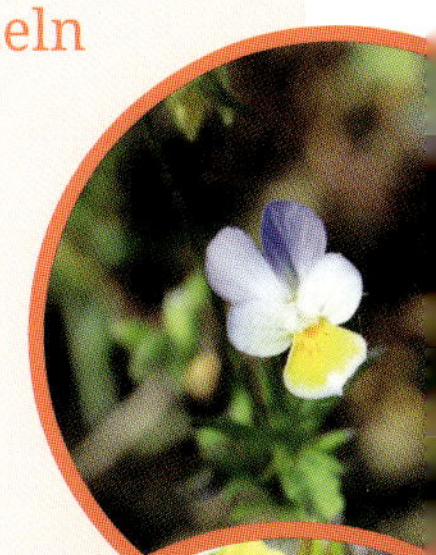

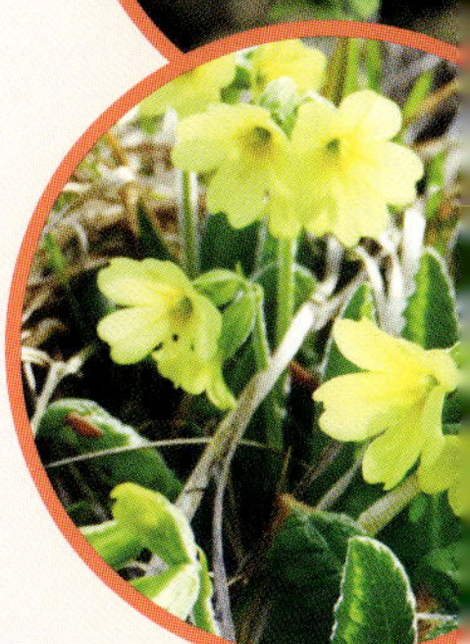

Teekräuter, die nicht für Vorschulkinder geeignet sind bzw. beschränkt angewendet werden:

KRAUT	ANWENDUNGS-BESCHRÄNKUNG	HINWEIS
Salbei	Nicht geeignet für Kinder unter drei Jahren.	
Pfefferminze	Nicht geeignet für Kinder unter vier Jahren.	Das enthaltene Menthol kann im schlimmsten Fall zu einem Atemstillstand führen!
Schwarzer oder Grüner Tee	Für Kinder ungeeignet	Der echte Tee enthält Koffein.
Borretsch	Für Kinder ungeeignet	
Rhabarber	Nicht für Kinder unter 12 Jahren anwenden	
Bärentraube	Für Kinder ungeeignet	

Salbei ist nicht geeignet für Kinder unter drei Jahren

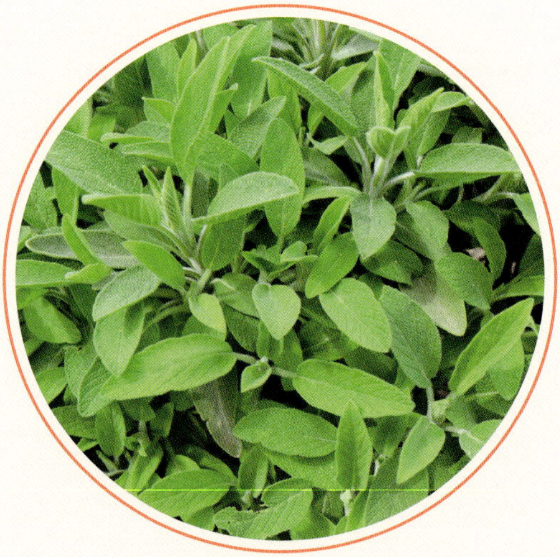

BEWÄHRTE TEEMISCHUNGEN

SÄUGLINGSTEE

Anis, Fenchel und Kümmel zu gleichen Teilen mischen und im Mörser frisch anstoßen. Von dieser Mischung ½ TL mit 100 ml **heißem Wasser übergießen** und ein kleines Lorbeerblatt dazulegen. 5 Minuten ziehen lassen und abseihen.
Den Säuglingstee vor den Mahlzeiten zu trinken geben. Stillende Mütter trinken davon selber täglich 1–2 Tassen.

Der Tee wirkt Blähungen entgegen und steigert die Milchbildung der stillenden Mama.

BLÜTEN-ERKÄLTUNGSTEE FÜR KINDER

Holunder- und Lindenblüten zu gleichen Teilen mischen. Von dieser Mischung 1 TL mit 150 ml **kochendem Wasser übergießen**, 10 Minuten ziehen lassen und abseihen.

Der Tee wirkt wie eine Wunderwaffe in der Anfangsphase einer Erkältung oder wenn Ihr Kind unterkühlt von draußen ins Haus kommt. Er ist schweißtreibend und entzündungshemmend.

BUNTE BLÜTEN-KINDER-TEE-MISCHUNG

Kamille und Ringelblumen zu gleichen Teilen mischen, nach Bedarf Schlüsselblume, Veilchenblüten und Kornblume hinzufügen und mischen. 1 TL von dieser Mischung mit 200 ml **heißem Wasser übergießen** und 5 Minuten ziehen lassen.

Dieser Tee ist ein gesunder Durstlöscher für Kinder und Erwachsene. Er wirkt sanft ausgleichend und harmonisierend. Außerdem hilft er bei leichten Atemwegsinfekten.

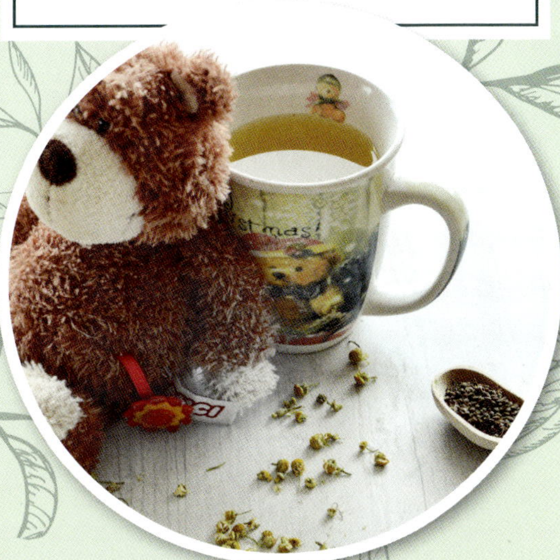

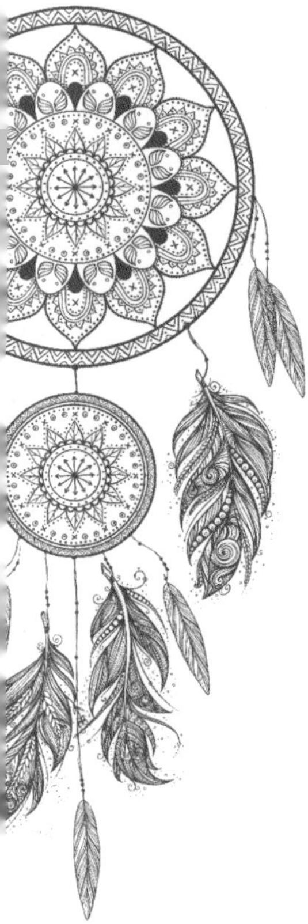

Schlaf und gute Nerven

Es gibt Situationen im Leben, wo unsere Seele Signale sendet und nach Hilfe ruft. Beruflicher Stress, familiäre und private Belastungen, Trennung vom Partner, finanzielle Probleme oder genetische Vorbelastungen können an der Substanz nagen und zu Ärger, Angstgefühlen, Gereiztheit, Nervosität, Stimmungsschwankungen bis hin zu einer chronischen Müdigkeit, Erschöpfung, Panikattacken oder einem Burn-out-Syndrom führen.

Entspannung tut unserer Seele und unseren Nerven gut und wirkt sich allgemein auf das Wohlbefinden aus, während eine ständige Anspannung oftmals zu körperlichen Symptomen führt.

Psychische Erkrankungen gehen oft mit Schlafstörungen und Schlaflosigkeit einher. Erst wenn Körper und Seele zur Ruhe kommen, ist auch ein wohltuender Schlaf möglich.

Depressionen können einerseits mit lebensgeschichtlichen und belastenden Ereignissen zusammenhängen und mit Persönlichkeitsmerkmalen wie einem geringen Selbstwertgefühl, einem übermäßigen Bedürfnis nach Bestätigung durch andere und einem extremen Leistungsdenken korrelieren. Die Erkrankung kann jedoch auch organisch bedingt sein (z. B. durch eine Unterfunktion der Schilddrüse) oder durch biologische Veränderungen (Störung der Nervenzellen, veränderte Aktivität der Neurotransmitter Serotonin und Noradrenalin) verursacht sein. Es können also sowohl angeborene als auch erworbene Faktoren zu einer Depression führen.

Auf der anderen Seite gibt es aber auch Fähigkeiten, die uns helfen, Krisen zu bewältigen. Diese psychische Widerstandsfähigkeit wird als Resilienz bezeichnet.

Wer der Seele mit Kräutern Gutes tun will, dem können Johanniskraut, Melisse und Rose gute Dienste erweisen. Bei Schlafstörungen helfen Hopfen, Lavendel und Baldrian.

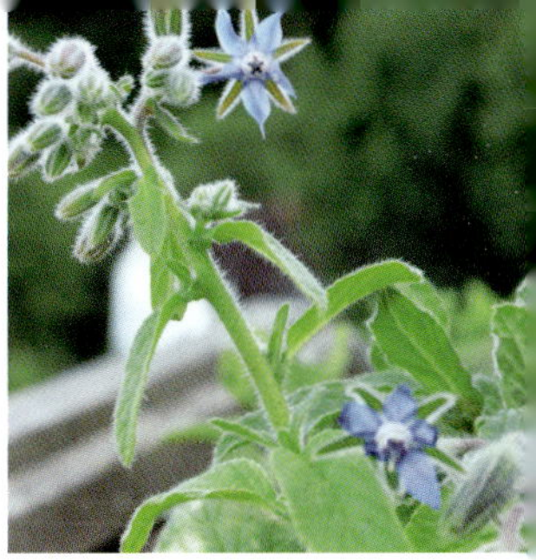

BORRETSCH

BORAGO OFFICINALIS

Anwendung:	Schwermut, Traurigkeit, Melancholie, auch bei rheumatischen Erkrankungen, zur Entwässerung, bei Wechselbeschwerden, Husten mit Verschleimung
Eigenschaften:	herzstärkend, reizmildernd, schleimlösend, belebend, nervenstärkend, blutreinigend, gemütserhellend, kräftigend, schweiß- und harntreibend
Inhaltsstoffe:	Schleimstoffe, Stärke, Gerbstoffe, ätherisches Öl, Saponine, Asparagin, Kieselsäure, Harze, Vitamin C, Pyrrolizidin-Alkaloide
Verwendete Teile:	blühendes Kraut
Sammelzeit:	Anfang der Blütezeit
Nebenwirkungen:	Das Kraut enthält Alkaloide, die leberschädigend wirken, wenn es längere Zeit eingenommen wird.
Anwendungsbeschränkungen:	Nicht anwenden in der Schwangerschaft und bei gleichzeitiger Einnahme von blutgerinnungshemmenden Medikamenten! Fragen Sie auch Ihren Arzt, wenn Sie Mittel gegen Epilepsie einnehmen müssen.

Teezubereitung:

1. 2 TL Kraut werden mit 200 ml kochendem Wasser übergossen, nach 10 Minuten Ziehzeit abseihen. 2–3 Tassen täglich trinken.
2. Nach einer dreiwöchigen Teekur sollte wieder eine längere Pause folgen.

Wissenswertes:

Die Verwendung des Krautes im Tee ist heute aufgrund der bekannten Nebenwirkungen nicht mehr so gebräuchlich. Dafür gewinnt das Öl aus den Borretsch-Samen mit seinen wertvollen Inhaltsstoffen an Bedeutung.

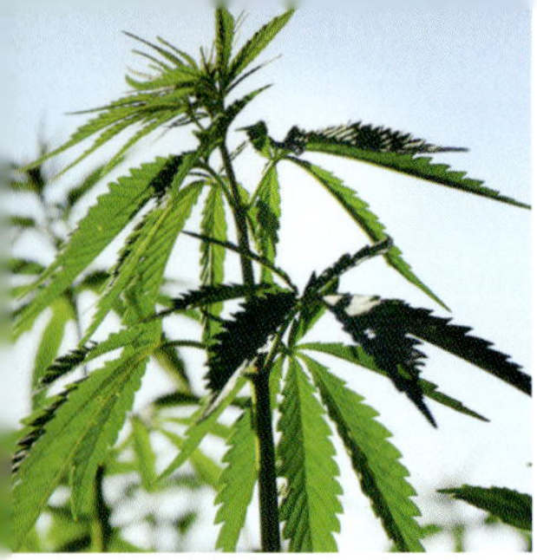

HANF

CANNABIS SATIVA

Anwendung:	Entspannung, Krämpfe, Schmerzen, Übelkeit, Migräne, Schlafstörungen, Schwangerschaft (THC-armer Hanf!)
Eigenschaften:	beruhigend, muskelentspannend, appetitsteigernd, schmerzhemmend, blutdrucksenkend, schlaffördernd
Inhaltsstoffe:	Cannabinol, Cannabidiol (CBD), Flavonoide, Fettsäuren, ätherische Öle, THC
Verwendete Teile:	Blätter
Sammelzeit:	August bis Oktober
Nebenwirkungen:	Eine hohe Dosis THC hat Auswirkungen auf Gedächtnis, Bewegungs- und Reaktionsfähigkeit, führt zu einem Blutdruckabfall und zu Herzklopfen.
Anwendungs-beschränkungen:	Marihuana (Hanf mit THC) kann in der Schwangerschaft und Stillzeit zu Schädigungen beim Kind führen!

Teezubereitung:
1 TL Hanf-Blätter werden mit 250 ml **kochendem Wasser aufgegossen** und 5 Minuten ziehen gelassen.

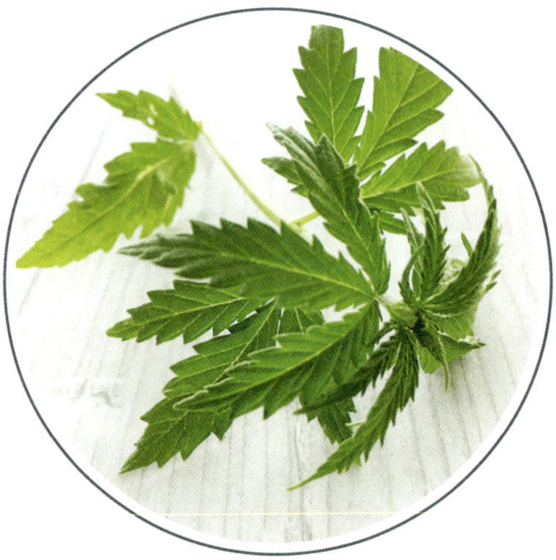

Wissenswertes:
Hanf ist eine über Jahrtausende genutzte Heilpflanze und enthält mehr als 500 Inhaltsstoffe. Das berauschend wirkende THC (Tetrahydrocannabinol) ist im Kulturhanf, der im Handel legal erhältlich ist, nur in geringen Mengen (<0,2 %) vorhanden.

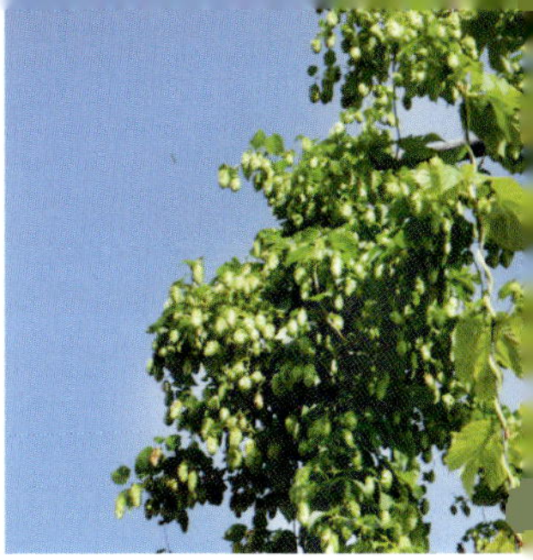

HOPFEN

HUMULUS LUPULUS

Anwendung:	Schlaflosigkeit, depressive Verstimmungen, Unruhe, Angstzustände, nervöse Magenverstimmungen, Nervosität, Wechselbeschwerden
Eigenschaften:	beruhigend, schlaffördernd, verdauungsfördernd
Inhaltsstoffe:	Harz, ätherisches Öl, Gerbstoffe, Bitterstoffe Humulon und Lupulon, Flavonoide, Mineralstoffe
Verwendete Teile:	Hopfenblüten
Sammelzeit:	August bis September
Nebenwirkungen:	Möglicherweise eine Beeinträchtigung der Reaktionsfähigkeit
Anwendungsbeschränkungen:	Keine wissenschaftlichen Erkenntnisse für Schwangerschaft und Stillzeit

Teezubereitung:

2 gehäufte TL Blüten werden mit 200 ml **kochendem Wasser aufgegossen** und 10 Minuten zugedeckt ziehen gelassen. 2 Tassen pro Tag bzw. vor dem Einschlafen eine Tasse trinken.

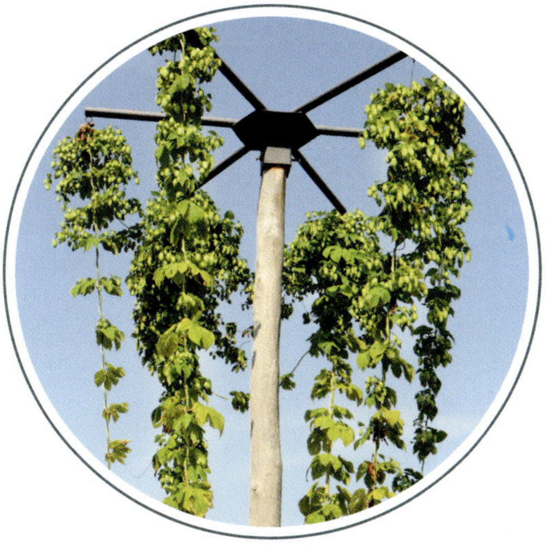

Hopfen eignet sich auch gut für Teemischungen.

Wissenswertes:

Schon im alten Ägypten wurde Hopfen zur Bier-Herstellung verwendet. Die Mönche im Mittelalter schätzten die Wirkung von Hopfen zur Unterdrückung ihrer sexuellen Lust. Die Schlingpflanze zählt übrigens zu den Hanfgewächsen.

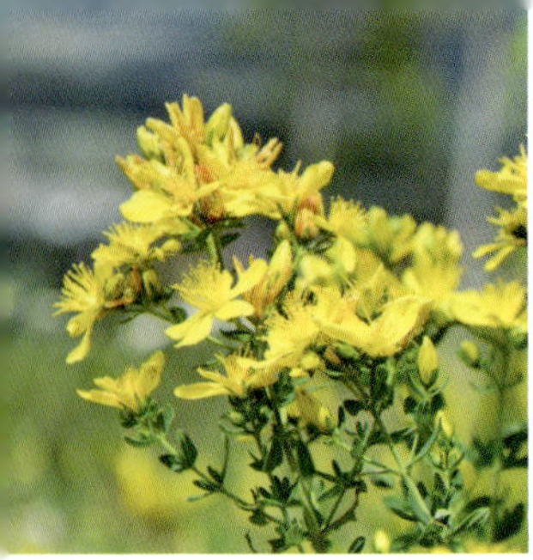

JOHANNISKRAUT

HYPERICUM PERFORATUM

Anwendung:	Nervöse Erkrankungen, Melancholie, Schwermut, Depression, Überanstrengung, Unruhezustände, nervöses Herz, Erschöpfung, Schlaflosigkeit, Wechselbeschwerden, auch bei Schwindel, Spannungskopfschmerz, entzündlichen Erkrankungen (z. B. Rheuma) und Verbrennungen
Eigenschaften:	nervenstärkend, beruhigend, stimmungsaufhellend, entzündungshemmend, schmerzlindernd, antidepressiv
Inhaltsstoffe:	Hypericin, Phytosterin, ätherisches Öl, Gerbstoffe, Rutin, Quercitin, Cholin, Flavonoide, roter Farbstoff
Verwendete Teile:	das obere Drittel des blühenden Krautes
Sammelzeit:	Ende Juni
Nebenwirkungen:	Kann zu erhöhter Lichtempfindlichkeit führen. Gelegentlich Magen-Darm-Beschwerden, Müdigkeit, Kopfschmerzen oder allergische Reaktionen.
Anwendungs-beschränkungen:	Keine wissenschaftlichen Ergebnisse zur Anwendung in der Schwangerschaft oder während der Stillzeit. Fragen Sie Ihren Arzt vor der Anwendung, wenn Sie Medikamente zur Hemmung der Blutgerinnung (Antikoagulanzien) oder zur Behandlung einer HIV-Infektion einnehmen. Wechselwirkungen mit anderen Medikamenten sind möglich!

Teezubereitung:

2 TL Kraut werden mit 200 ml kochendem Wasser übergossen. Nach 5 Minuten Ziehzeit abseihen und 2 Tassen täglich trinken

Wissenswertes:

Nicht nur das äußerlich aufgetragene Johanniskrautöl erhöht die Lichtempfindlichkeit der Haut, auch beim Teekonsum ist Vorsicht geboten (Photosensibilisierung). Von einer Teekur in Verbindung mit Sonnenbaden ist also abzuraten!

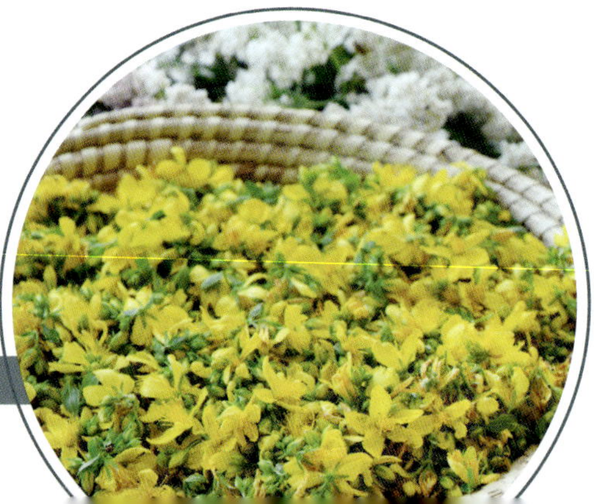

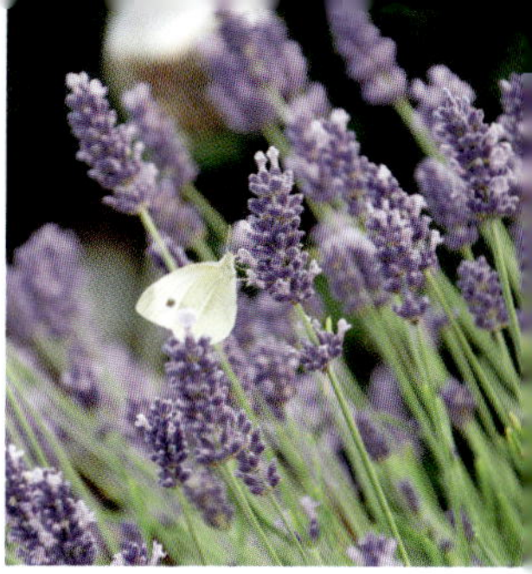

LAVENDEL

LAVENDULA ANGUSTIFOLIA SYN. LAVENDULA OFFICINALIS

Anwendung:	Nervenleiden, Unruhezustände, nervöse Erschöpfung, Einschlafstörungen, Herzklopfen, Wechselbeschwerden, nervöse Magen-Darm-Beschwerden
Eigenschaften:	beruhigend, schlaffördernd, krampflösend, desinfizierend
Inhaltsstoffe:	Lavanulol, Geraniol, Nerol, Borneol, Cineol, Linalylacetat, Linalool, ätherisches Öl, Kampfer, Harz, Gerbstoffe, Cumarine, Ursolsäure, Flavonoide
Verwendete Teile:	Blüten
Sammelzeit:	Juli bis August
Nebenwirkungen:	In seltenen Fällen kann das ätherische Öl allergische Reaktionen hervorrufen.
Anwendungsbeschränkungen:	Keine Erkenntnisse zur Anwendung in der Schwangerschaft oder Stillzeit.

Teezubereitung:
2 TL Lavendelblüten werden mit 200 ml **kochendem Wasser übergossen** und zugedeckt 10 Minuten ziehen gelassen. Man trinkt eine Tasse Tee bei Bedarf, am besten vor dem Schlafengehen.

Wissenswertes:
Lavendel ist nicht nur für uns ein wohltuendes Kraut, er steht auch bei Bienen, Hummeln und Schmetterlingen ganz hoch im Kurs. An einem warmen Sommertag tummeln sie sich von einer Lavendelblüte zur nächsten. Sie werden von den violetten, stark duftenden Blüten des Lavendels angelockt, während unliebsame Insekten wie Läuse, Flöhe, Motten oder Ameisen den Duft gar nicht mögen.

Sein Name kommt übrigens vom lateinischen „lavare" und bedeutet waschen. Dies deutet auf seine frühere Verwendung als wohlriechender und reinigender Badezusatz hin.

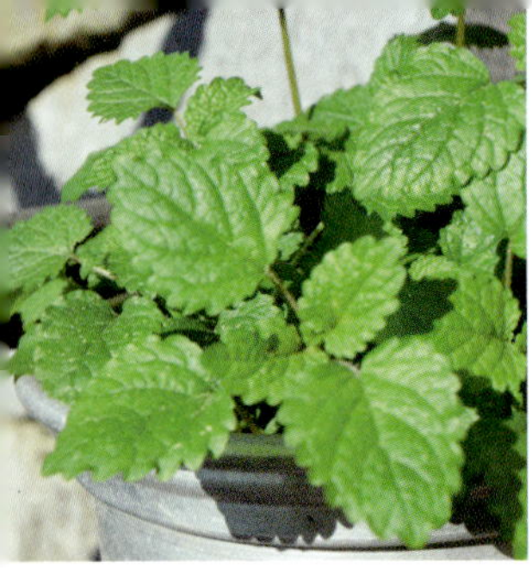

MELISSE

MELISSA OFFICINALIS VAR.CITRATA

Anwendung:	schwache Nerven, Depressionen, Angstzustände, Stauungskopfschmerzen, nervöses Erbrechen, nächtliches Herzklopfen, nervöser Magen, Verdauungsstörungen, Einschlafprobleme, Menstruationsschmerzen, Wochenbettbeschwerden, Wechselbeschwerden
Eigenschaften:	krampflösend, beruhigend, nervenstärkend, schlaffördernd, magenstärkend, entzündungshemmend, antimikrobiell, verdauungsfördernd, schweißtreibend, kräftigend, ermutigend, antiviral
Inhaltsstoffe:	Ätherisches Öl, Citral, Citronella, Linalool, Geraniol, Gerbstoffe, Flavonoide, Bitterstoffe, Kaffeesäureverbindungen, Harz, Vitamine, Mineralstoffe (z. B. Kalium)
Verwendete Teile:	Blätter
Sammelzeit:	Blätter vor Blühbeginn (Juni)
Nebenwirkungen:	derzeit keine bekannt
Anwendungsbeschränkungen:	derzeit keine bekannt

Teezubereitung:

1. 2–3 TL Blätter werden mit 200 ml kochendem Wasser übergossen und 10 Minuten ziehen gelassen. Nach Bedarf trinken, für eine Kur sind 3 Tassen Tee pro Tag ausreichend.

Zur Behandlung von Schlafstörungen mit anderen Heilpflanzen (z. B. Hopfen, Baldrian) kombinieren.

Übrigens:

Unscheinbar sind ihre Blätter, unverwechselbar ihr Geruch und fast unzählbar ihre vielfältigen Heilwirkungen. Schon Hildegard von Bingen und Paracelsus waren von dem Kraut begeistert. Im Volksmund wird sie aufgrund ihres markanten Geruchs auch Zitronenmelisse genannt.

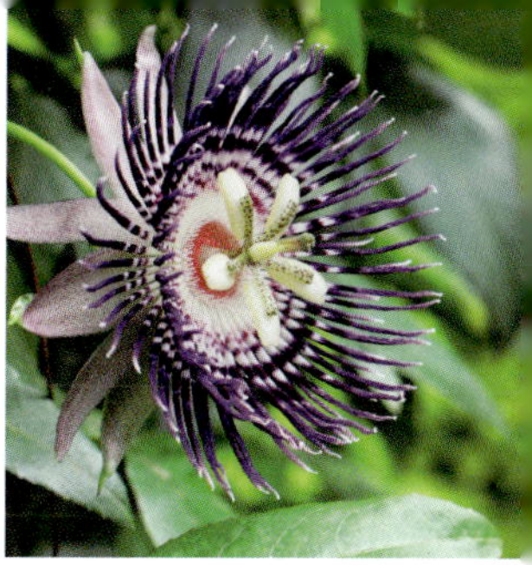

PASSIONSBLUME

PASSIFLORA INCARNATA

Anwendung:	Nervosität, Schlaflosigkeit, Unruhe, innere Anspannung, seelischer Schmerz, Stimmungsschwankungen, wechseljahresbedingte Schlafstörungen, nervöse Magen- und Darmbeschwerden, Reizbarkeit
Eigenschaften:	beruhigend, nervenstärkend, schlaffördernd, blutdrucksenkend, angstlösend, krampflösend
Inhaltsstoffe:	Flavonoide, cyanoge Glykoside, ätherisches Öl, Alkaloide
Verwendete Teile:	Blüten und Blätter
Sammelzeit:	August bis September
Nebenwirkungen:	In seltenen Fällen allergische Reaktionen. Die Anwendung kann Schläfrigkeit auslösen (Vorsicht bei Autofahrten!).
Anwendungsbeschränkungen:	Nicht in der Schwangerschaft oder Stillzeit anwenden.

Teezubereitung:

1. Für den Tee **gießt** man 1 TL getrocknetes Kraut mit 200 ml **kochendem Wasser** auf und lässt ihn 10 Minuten ziehen. 1 Stunde vor dem Schlafengehen trinken.

Die Passionsblume eignet sich gut für Mischungen mit Hopfen, Johanniskraut und Melisse.

Achtung:

Der Tee ist nur für Erwachsene geeignet, denn die Passionsblume ist in allen Pflanzenteilen schwach giftig!

Wissenswertes:

In ihren süd- bis mittelamerikanischen Ursprungsländern ist die Passionsblume schon seit langer Zeit als Beruhigungsmittel bekannt. Als Kletterpflanze kann sie mehrere Meter hoch werden und ihre auffallenden, wunderschönen Blüten machen sie unverwechselbar.

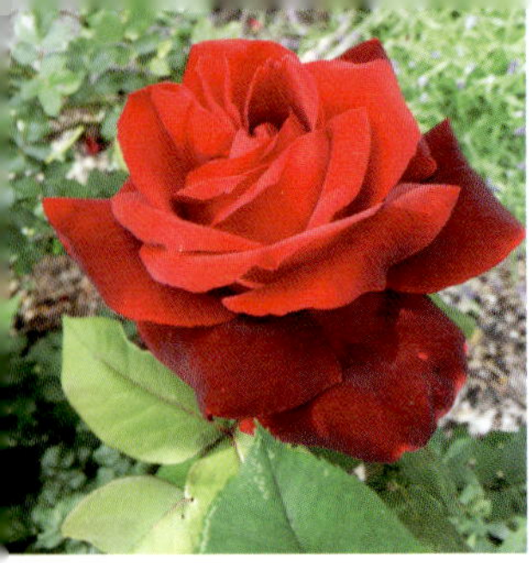

ROSE

ROSA

Anwendung:	strapazierte Nerven, nervöse Herzbeschwerden, Anspannung, Beschwerden in den Wechseljahren
Eigenschaften:	nervenstärkend, entspannend, herzstärkend, schwach abführend, harn- und schweißtreibend, krampflösend
Inhaltsstoffe:	Fruchtsäuren, Vitamine C, A, B1, B2, K, P, Mineralstoffe, Pektine, Zucker, Gerbstoffe, ätherisches Öl, Flavonoide
Verwendete Teile:	Blüten einer ungespritzten Rose
Sammelzeit:	Juni bis August
Nebenwirkungen:	keine bekannt
Anwendungs-beschränkungen:	keine bekannt

Teezubereitung:

1. 1 EL Blütenblättern mit 200 ml **heißem Wasser aufgießen** und ein paar Minuten zugedeckt ziehen lassen.

Rosenblütenblätter kann man auch gut mit anderen Kräutern mischen.

Wissenswertes:

Die Rose gilt als Königin der Blumen und ist das Sinnbild für die Liebe. Ihre Scheinfrüchte mit Samen nennt man Hagebutten. Diese werden aber meist nur von der Wildform, der Hunds- oder Heckenrose ausgebildet. Bei Kulturrosen wurden diese Vermehrungsorgane weggezüchtet.

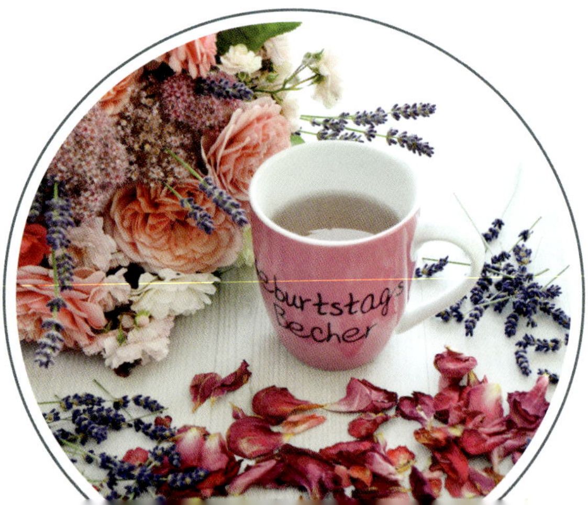

BEWÄHRTE TEEMISCHUNGEN

NERVENTEE

30 g Johanniskrautblüten und je 10 g Rosenblüten, Hopfen, Melisse und Ringelblumenblüten mischen und mit kochendem Wasser übergießen.
Die Inhaltsstoffe wirken harmonisierend auf das Nervensystem, heben die Stimmung, lösen Spannung und Nervosität.

SCHLAF-GUT-TEE

Je 30 g Melisse und Baldrianwurzel, 10 g Schlüsselblumenblüten und 5 g Lavendelblüten mischen. Davon 1 TL mit 200 ml kochendem Wasser übergießen. 5–10 Minuten ziehen lassen, abseihen und 2 Stunden vor dem Schlafengehen bis zu 2 Tassen trinken.

ENTSPANNUNGSTEE

20 g zerkleinerte Baldrianwurzel, 20 g Melissenblätter, je 10 g Hopfen, Weißdornblüten und Lavendel: Von dieser Mischung 1 TL mit 150 ml kochendem Wasser übergießen und 5–10 Minuten ziehen lassen.
Der Tee wirkt ausgleichend, entspannend und beruhigend und kann eine kleine Einschlafhilfe sein.

TEE GEGEN SCHLAFSTÖRUNGEN AUFGRUND DEPRESSIVER VERSTIMMUNG

2 TL Johanniskraut, 1 TL Baldrian-Wurzel, 2 TL Passionsblumenkraut und 1 TL Lavendel-Blüten mischen. Von dieser Mischung 1 TL mit 200 ml kochendem Wasser übergießen und 5–10 Minuten ziehen lassen, abseihen und vor dem Zubettgehen trinken.

SEELENTRÖSTER

Je 2 TL Johanneskraut und Melisse und je 1 TL Pfefferminzblätter und Rosenblütenblätter mischen. Von dieser Mischung 1 TL mit 200 ml kochendem Wasser übergießen und 5–10 Minuten ziehen lassen, abseihen und trinken.
Diese Kräutermischung stärkt die Nerven und wirkt beruhigend.

HARMONIE-TEE

20 g Melisse und 20 g Passionsblume mit 10 g Hopfenblüten vermischen. Von dieser Mischung 2 TL mit 200 ml kochendem Wasser übergießen, 10 Minuten zugedeckt ziehen lassen und abseihen.
Der Tee wirkt beruhigend, ausgleichend und schlaffördernd.

Stoffwechsel und Entschlackung

Unser Organismus, der ständig mit einem Auf-, Um- und Abbau von Zellen beschäftigt ist, muss all das, was wir unserem Körper zuführen (von Nahrung über Genussmittel bis hin zu Umweltbelastungen) verwerten und verstoffwechseln. Bei diesem Prozess entstehen auch Abfallprodukte, die üblicherweise abgebaut und über unser Ausscheidungs-, Atem- und Verdauungssystem wieder aus dem Körper hinaustransportiert werden.

Die wissenschaftliche Medizin geht davon aus, dass die meisten Stoffwechselprodukte über Leber, Galle, Niere, Haut und Atmung abgegeben werden. Dieser Entsorgungsmechanismus funktioniert allerdings nicht bei allen Abfall- und Giftstoffen, manche schädlichen, oftmals fettlöslichen Stoffe sammeln sich im Fettgewebe an und bilden laut Humoralmedizin „Schärfen" oder „Schlacken". Auch toxische Schwermetalle wie Quecksilber, Aluminium oder Blei können sich in Organen, Nervensystem, Gehirn und Rückenmark einlagern und zu diffusen Symptomen führen.

Die Schulmedizin wiederum verwendet den Begriff „Schlacken", der ursprünglich aus der Industrie kommt und die Verbrennungsrückstände bei der Metallverarbeitung bezeichnet, nicht. Schädliche Überflüsse und Abbauprodukte tragen in der wissenschaftlichen Medizin folgende Namen: Fettablagerungen (Cholesterin, Triglyzeride, LDL), erhöhte Harnsäure in Blut und Gewebe, langkettige Zucker-Eiweiß-Verbindungen, überschüssige Antigen-Antikörper, Milchsäure und Reste von Medikamenten und Drogen. Diese Produkte und Gifte des Stoffwechsels können sich negativ auf die Gesundheit auswirken und zu Krankheiten führen.

Darunter fallen auch die sogenannten, viel diskutierten „freien Radikale“, welche für das Altern und auch für die Entstehung von Krankheiten verantwortlich gemacht werden. Hierbei handelt es sich um hochreaktive Formen von unvollständigen Molekülen, die bei den Verbrennungsprozessen in den Zellen unseres Körpers entstehen und Schaden anrichten. Pflanzen mit Antioxidantien gelten als Radikalfänger, machen die freien Radikale unschädlich und sollen so die Körperzellen schützen.

Nach momentanen medizinischen Erkenntnissen gibt es zwar keinen wissenschaftlichen Beweis für die Existenz von „Schlacken“ und den Erfolg einer Entschlackungs- oder Detoxkur, aber dennoch fühlen sich viele Menschen nach einer Fastenkur gereinigt, gestärkt und erneuert. Zellen und Organe können wieder besser ernährt werden und man gewinnt neue Lebenskraft und Lebensenergie.

Der Frühling und die Tage kurz vor Voll- oder Neumond eignen sich besonders gut für einen Frühjahrsputz im Körper. Das Fasten und der zeitweise Verzicht auf feste Nahrung führen zu einer intensiven Reinigung, Entlastung und Entgiftung des Körpers. Man baut überflüssige Fettspeicher ab und leitet giftige Stoffwechselprodukte aus. Gleichzeitig ist eine Fastenkur als Neubeginn zu sehen, bei der man sich von alten Angewohnheiten befreien kann und damit eine Erneuerung auf vielen Ebenen erlebt. Im besten Fall trägt sie zu einer nachhaltigen Ernährungsumstellung bei.

Blickt man zurück in die Medizingeschichte, so stellt man fest, dass Fastenkuren keineswegs eine neumoderne Erfindung sind. Einige bedeutende Persönlichkeiten erkannten schon vor Hunderten von Jahren ihre große Bedeutung für die Gesunderhaltung von Körper, Geist und Seele. So riet etwa Hildegard von Bingen zu regelmäßigen Entgiftungskuren, um den Körper von „schlechten Säften“ zu befreien und das richtige Gleichgewicht im Körper wiederherzustellen.

Eine regelmäßige Entgiftung ist sinnvoll, wenn man sich dabei wohlfühlt. Auch wenn keine Krankheitssymptome vorliegen! Nur Schwangere und Kinder sollten auf Fastenkuren verzichten.

Durch sportliche Betätigung und Bewegung, Saunaanwendungen, eine basische, vorwiegend pflanzliche Ernährung, eine ausreichende Flüssigkeitszufuhr und ein zeitweises Fasten kurbelt man den Stoffwechsel zusätzlich an.

Teekuren eignen sich wunderbar zum Entschlacken und Entgiften, da sie den Stoffwechsel nicht nur mithilfe von Kräutern anregen, sondern auch für die nötige Flüssigkeitszufuhr sorgen.

Die ausleitenden und entgiftenden Organe werden beispielspeise mit leberanregenden Kräutern wie Löwenzahn, Kurkuma und Mariendistel (beschrieben unter „Beschwerden des Verdauungstraktes"), mit Heilpflanzen zur Durchspülung der Nieren wie Goldrute oder Birke (beschrieben unter „Erkrankungen der Nieren und Harnwege") oder Ackerschachtelhalm und Große Klette (beschrieben unter „Erkrankungen des rheumatischen Formenkreises") unterstützt. Die Brennnessel als Allrounder leistet auch beim Entschlacken wertvolle Dienste.

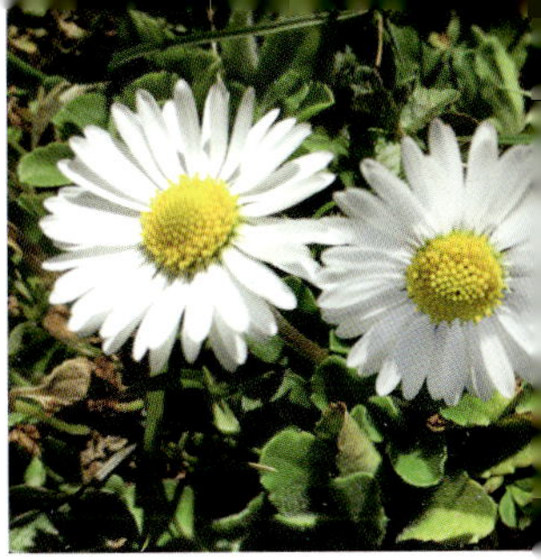

GÄNSEBLÜMCHEN

BELLIS PERENNIS

Anwendung:	Erkrankungen der Atemwege, Husten, Bronchitis, Arthritis, Rheuma, Gicht, Leber-, Nieren- und Blasenbeschwerden, Magenschmerzen, Menstruationsbeschwerden, Hautunreinheiten, Frühjahrskur
Eigenschaften:	blutreinigend, schleimlösend, wassertreibend, kühlend, stärkend, krampflösend, stoffwechselanregend, entschlackend
Inhaltsstoffe:	Saponine, ätherisches Öl, Gerbstoffe, Bitterstoffe, Flavonoide, Schleimstoffe, Anthoxanthin
Verwendete Teile:	Blütenköpfe
Sammelzeit:	April bis September
Nebenwirkungen:	keine bekannt
Anwendungsbeschränkungen:	keine bekannt

Teezubereitung:

2 TL Blütenköpfe mit 200 ml **kochendem Wasser übergießen** und 10 Minuten ziehen lassen. 3 Tassen pro Tag sind ausreichend.

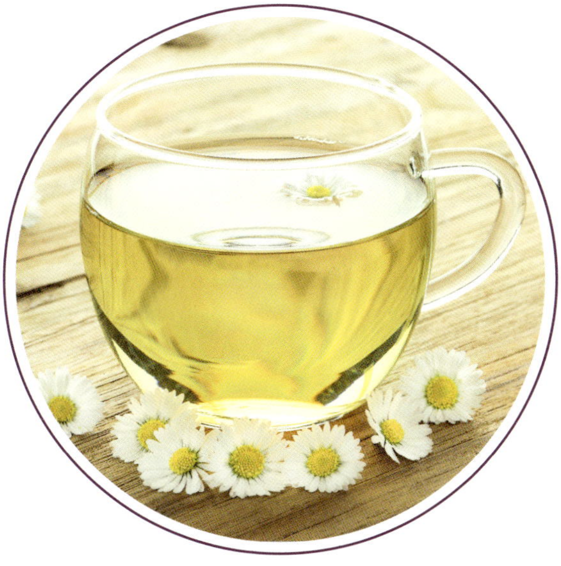

Wissenswertes:

Sein botanischer Name „Bellis perennis" bedeutet „Die ewige Schöne" und im Volksmund hat es noch weitere liebevolle Namen wie „Marienblümchen", „Tausendschön" oder „Sonnentürchen" erhalten.

Das Gänseblümchen wird nur volksmedizinisch angewandt.

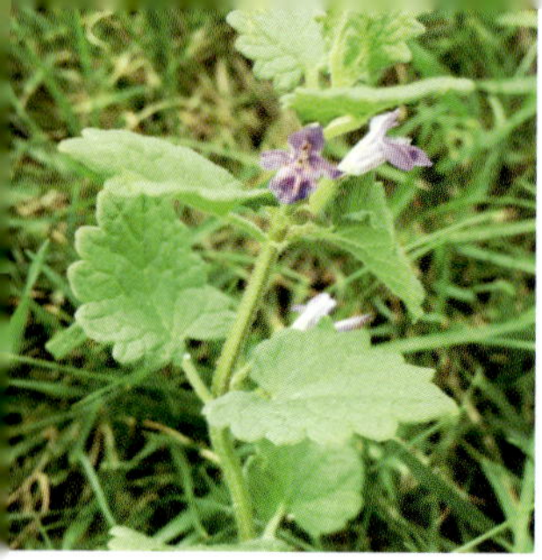

GUNDERMANN

GLECHOMA HEDERACEA

Anwendung:	Entzündungen, Entschlackung, Entgiftung, Haut- und Schleimhauterkrankungen, Bronchitis
Eigenschaften:	reinigend, ausleitend, entschlackend, entzündungshemmend, verdauungsfördernd, schleimlösend, steinlösend, harnsäurelösend, zusammenziehend, wundheilend
Inhaltsstoffe:	Saponine, Vitamin C, ätherisches Öl, Bitterstoffe, Gerbstoffe, Mineralstoffe (Kalium)
Verwendete Teile:	ganzes Kraut
Sammelzeit:	April (bestes Aroma), ganzes Jahr
Nebenwirkungen:	nicht bekannt
Anwendungsbeschränkungen:	nicht bekannt

Teezubereitung:

Für den Tee wird 1 TL getrocknetes oder 2 TL frisches Kraut mit 250 ml heißem Wasser aufgegossen und 5 Minuten ziehen gelassen.

Tipp:

Gundelrebenkraut in Milch erhitzt, gilt als altes Heilmittel bei Lungenentzündung.

Übrigens:

Die Gundelrebe wird auch noch Gundermann oder Erd-Efeu genannt. Das althochdeutsche Wort Gund (=Eiter) deutet auf die Heilwirkung, nämlich die eiterziehende Eigenschaft dieser Pflanze hin. Die Blätter schmecken intensiv nach Schaf und sind ein aromatisches Würzmittel in der Küche! Auch als Bierzutat fand der Gundermann Verwendung.

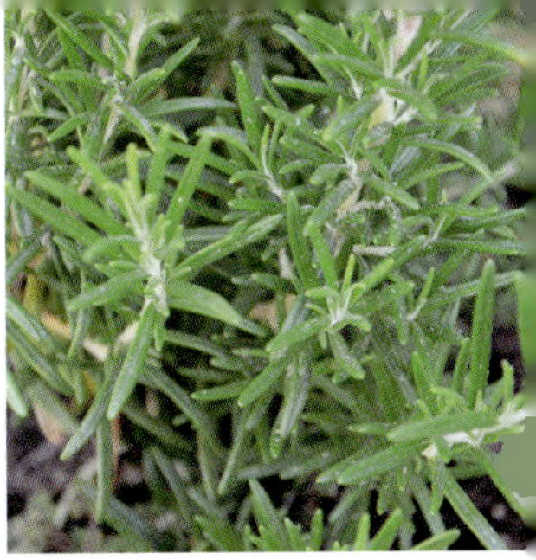

ROSMARIN

ROSMARINUS OFFICINALIS

Anwendung:	Verdauungsbeschwerden, Erschöpfung (ohne organische Ursache), niedriger Blutdruck, Appetitlosigkeit, nervöse Herzstörungen, Magen-Darm-Beschwerden
Eigenschaften:	kreislaufunterstützend, nervenstärkend, anregend, galletreibend, appetitanregend, krampflösend, durchblutungsfördernd
Inhaltsstoffe:	ätherisches Öl, Cineol, Borneol, Campher, Gerbstoffe, Rosmarinsäure, Bitterstoffe, Flavonoide
Verwendete Teile:	Blätter
Sammelzeit:	vor und nach der Blüte
Nebenwirkungen:	Allergische Reaktionen sind möglich.
Anwendungsbeschränkungen:	Während der Schwangerschaft oder Stillzeit vorsichtshalber nicht anwenden.

Teezubereitung:

1 TL Blätter mit 150 ml **kochendem Wasser übergießen** und 15 Minuten ziehen lassen, mehrmals täglich eine Tasse trinken.

Wissenswertes:

Rosmarin ist ein beliebtes aromatisches Küchengewürz, das vielen Fleisch-, Fisch- und Gemüsegerichten einen pikanten Geschmack verleiht.

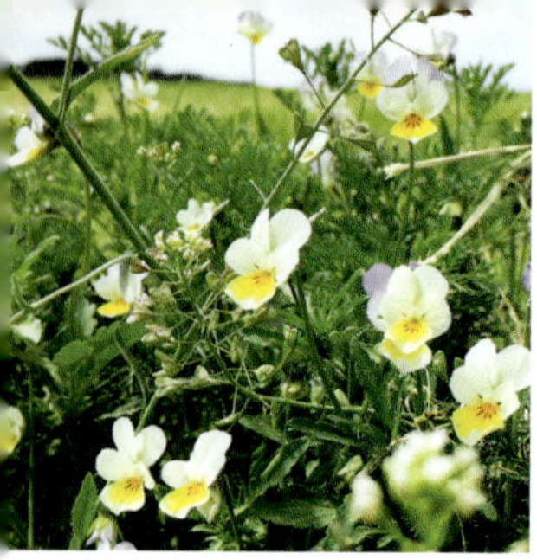

STIEFMÜTTERCHEN, WILDES
VIOLA TRICOLOR

Anwendung:	Hauterkrankungen, Ekzeme, Neurodermitis, Förderung des Stoffwechsels, Erkältungskrankheiten, Kopfschmerzen
Eigenschaften:	harntreibend, hautverbessernd, blutreinigend, entgiftend, schleimlösend
Inhaltsstoffe:	Flavonoide (Rutin, Quercetin, Luteolin), Salicylate, Schleimstoffe, Gerbstoffe, Saponine, Kalium
Verwendete Teile:	blühendes Kraut, Wurzel
Sammelzeit:	April bis August
Nebenwirkungen:	keine bekannt
Anwendungsbeschränkungen:	keine bekannt

Teezubereitung:
1 TL getrocknete Blüten und Kraut mit 150 ml **heißem Wasser überbrühen** und 7–8 Minuten ziehen lassen. Mehrmals täglich eine Tasse trinken.

Tipp:
Stiefmütterchen-Tee schmeckt auch kalt als „Eistee" an heißen Sommertagen!

Übrigens:
Seinen Namen bekam das Stiefmütterchen wahrscheinlich aufgrund der Anordnung der Blütenblätter: Das unterste Kronblatt, die „Stiefmutter" bedeckt die beiden seitlichen „Töchter" und diese wiederum die oberen Blütenblätter, die „Stieftöchter".

Die medizinische Anwendung ist dem Wilden Stiefmütterchen vorbehalten und zahlreiche Untersuchungen belegen seine Heilwirkungen.

Heute wird der Tee nicht nur innerlich eingenommen, sondern auch als Zusatz fürs Badewasser oder für Umschläge verwendet.

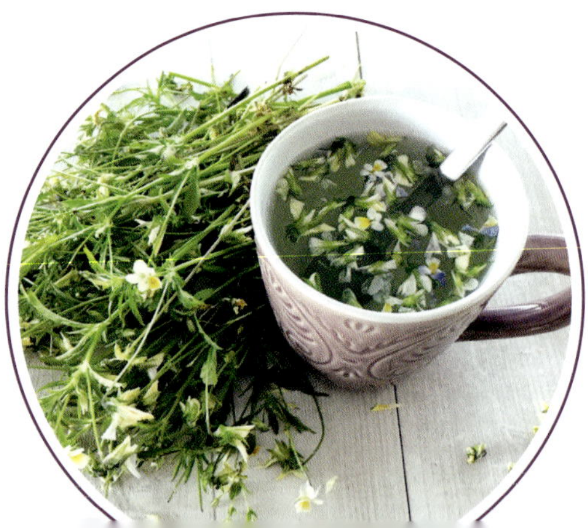

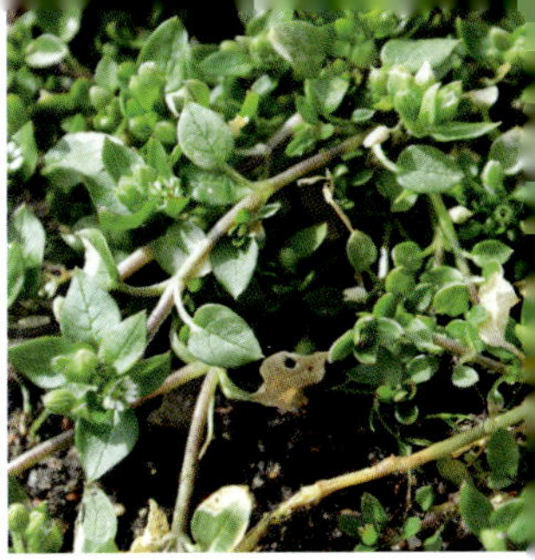

VOGELMIERE

STELLARIA MEDIA

Anwendung:	Anregung des Stoffwechsels, Entschlackung, auch bei Entzündungen der Atemwege, Rheuma
Eigenschaften:	harntreibend, heilend, schleimlösend, reinigend, nierenanregend
Inhaltsstoffe:	Saponine, Vitamine A+C, Chlorophyll, Mineralstoffe (Kalium, Phosphor, Magnesium ...), Gerbstoffe, Schleimstoffe
Verwendete Teile:	ganzes Kraut
Sammelzeit:	Frühling, nach der Schneeschmelze
Nebenwirkungen:	keine bekannt
Anwendungs-beschränkungen:	keine bekannt

Teezubereitung:

1. Für den Tee 2 TL frisches Kraut mit 200 ml **kochendem Wasser übergießen**, 10 Minuten ziehen lassen.

Der Tee schmeckt angenehm und wird auch von Kindern gern getrunken.

Übrigens:

Die heilsame Vogelmiere ist unverwüstlich: Sie wächst selbst im Winter an milden Tagen und ist eines der ersten Frühlingskräuter. Die Samen der Vogelmiere können bis zu 60 Jahre überleben!

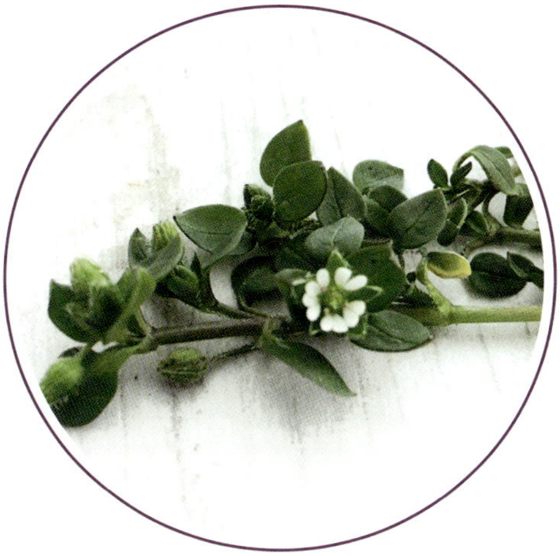

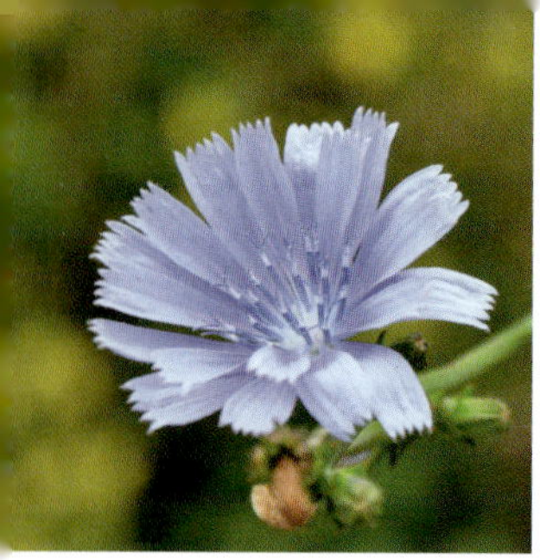

WEGWARTE

CICHORIUM INTYBUS

Anwendung:	Schwächezustände, Magen-, Leber-, Milzbeschwerden, Hautunreinheiten, Blähungen, Kopfschmerzen
Eigenschaften:	reinigend, stärkend, verdauungsanregend, appetitanregend, ausleitend (Schwermetalle), harntreibend, abführend
Inhaltsstoffe:	Bitterstoffe, Gerbstoffe, Inulin, Vitamine, Mineralstoffe (v. a. Kalium)
Verwendete Teile:	Wurzel
Sammelzeit:	Herbst
Nebenwirkungen:	nicht bekannt
Anwendungsbeschränkungen:	nicht bekannt

Teezubereitung:

1. Für den Tee **übergießt** man 1 TL geschnittene und getrocknete Wurzeln mit 250 ml **kochendem Wasser** und lässt ihn 10 Minuten ziehen.

Übrigens:

Die Wurzeln sind geröstet und gemahlen ein gesunder Kaffee-Ersatz! Auch in vielen Fertigarzneien sind die Wirkstoffe der Wegwarte enthalten.

„Die Wegwarte wartet auf jedem Weg auf dich, um dich gesund zu machen." (Sebastian Kneipp, Priester und Naturheilkundler, 1821–1897)

BEWÄHRTE TEEMISCHUNGEN

FRÜHLINGSTEE

Zu gleichen Teilen mischt man Gänseblümchen, Spitzwegerich und Lungenkraut. 2 TL der Mischung mit 200 ml **kochendem Wasser übergießen** und 5 Minuten zugedeckt ziehen lassen. Danach abseihen.

Im Rahmen einer Frühlings-Entschlackungskur 3 Mal täglich eine Tasse trinken. Der Tee enthält viele Bitterstoffe und regt den Stoffwechsel an. Er soll auch bei Hautunreinheiten helfen.

FRÜHJAHRSKUR

Die Wurzeln von Wegwarte, Löwenzahn und Klette werden mit Pfefferminze zu gleichen Teilen vermengt. Von dieser Mischung 3 TL mit 600 ml **kaltem Wasser aufgießen** und über Nacht ziehen lassen. Kurz aufkochen, abseihen und 3 Tassen über den Tag verteilt mindestens 2 Wochen lang trinken.

Der Tee eignet sich ideal für eine Frühjahrskur. Stoffwechselstörungen wie Kopfschmerzen, Blähungen, Darmträgheit und Hauterkrankungen sollen verbessert werden.

KREISLAUFANREGENDER TEE

40 g Pfefferminzblätter, 20 g Rosmarinblätter und 20 g Anisfrüchte mischen. 2 TL dieser Mischung mit 200 ml **kochendem Wasser übergießen** und 5 Minuten zugedeckt ziehen lassen.

Dieser Tee regt Kreislauf und Stoffwechsel an. Er ist besonders als Morgentee geeignet, denn er vitalisiert den gesamten Körper und macht munter.

HAUT- UND STOFFWECHSELTEE

Gänseblümchen, Ringelblumenblüten, Schafgarbe und Stiefmütterchen-Kraut zu gleichen Teilen vermischen. Von dieser Mischung 1 TL mit 200 ml **kochendem Wasser übergießen**. 5 Minuten ziehen lassen, danach abseihen.

Dieser Tee erhöht den Stoffwechsel und die Durchblutung der Haut und verbessert Hautunreinheiten.

BEWÄHRTE TEEMISCHUNGEN

TURBO FÜR DEN STOFFWECHSEL

Je 10 g Gänseblümchen, Labkraut und Mädesüß werden mit 20 g Schafgarbenblüten und -blättern und 30 g Lindenblüten vermischt. Von dieser Mischung 1 TL mit 200 ml **heißem Wasser übergießen** und zugedeckt 10 Minuten ziehen lassen.

Als Kur vier Wochen lang täglich bis zu vier Tassen trinken.

Dieser Tee regt Kreislauf und Stoffwechsel an, wirkt harntreibend und blutreinigend und fördert die Entschlackung und Entgiftung des Körpers.

ENTSCHLACKUNGSTEE

Brennnesselblätter, Löwenzahnwurzel, Schachtelhalm und Birkenblätter zu gleichen Teilen mischen. Von dieser Mischung 1 TL getrocknetes Kraut mit 200 ml **kochendem Wasser übergießen** und 5 Minuten ziehen lassen.

Als Kur wird dieser Tee, täglich drei Tassen, vor den Mahlzeiten getrunken. Nicht länger als zwei Wochen anwenden.

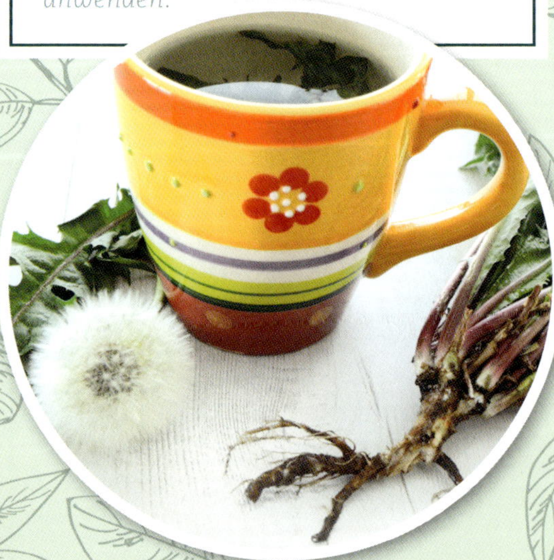

KONZENTRATIONSTEE

Je 20 g grüner Tee und Melisse werden mit 10 g Eisenkraut, Ginkgoblättern und 5 g Rosmarin vermischt. Von dieser Mischung **übergießt** man 1 TL mit 200 ml **kochendem Wasser**, lässt den Aufguss 10 Minuten ziehen und seiht dann ab.

Der Tee stärkt die Konzentration und das Gedächtnis, vitalisiert und erhöht die Leistungsfähigkeit.

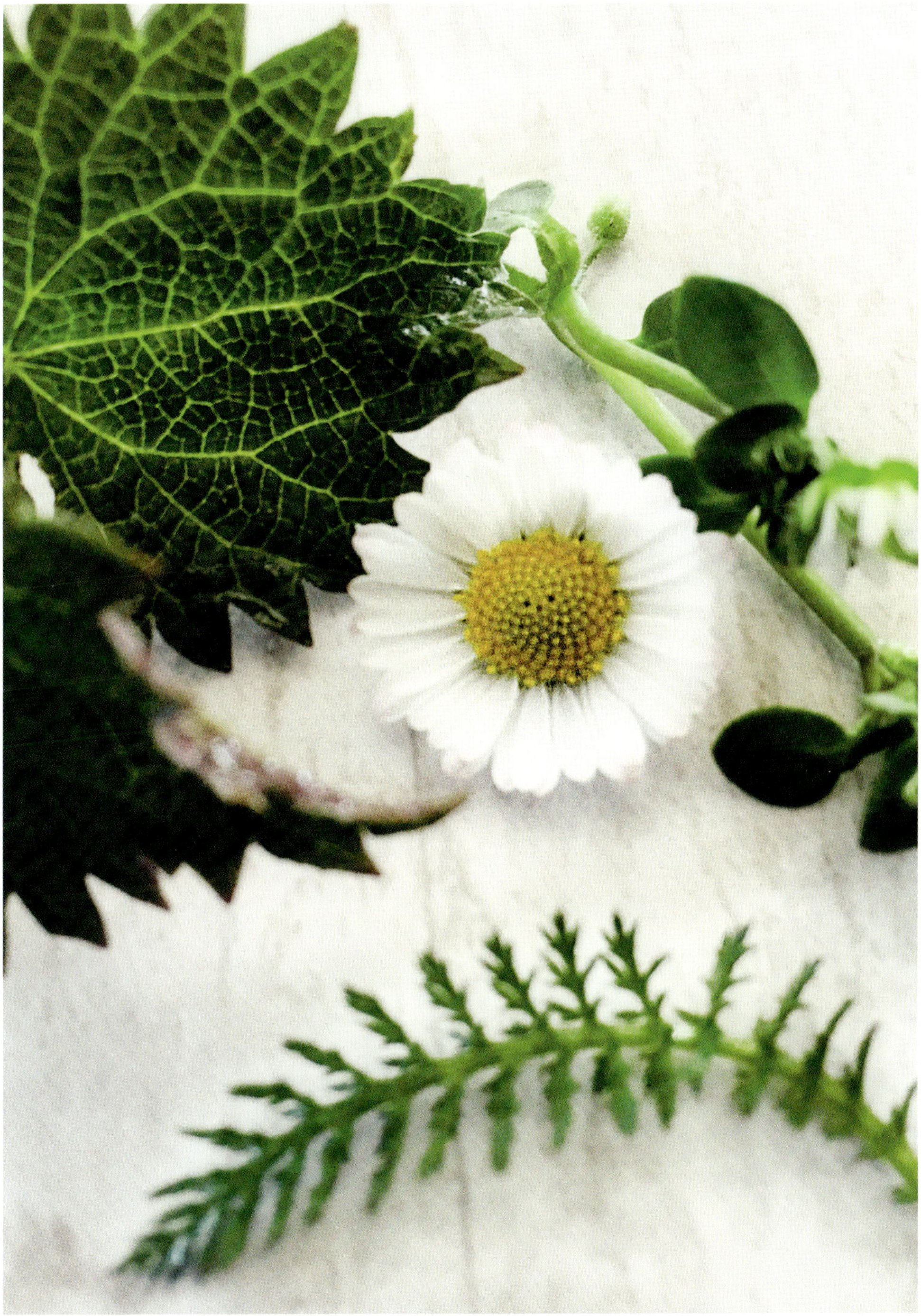

Die „Allrounder“ unter den Tee-Kräutern

Manche Kräuter sind wahre Alleskönner und enthalten ein Kraftpaket an wertvollen und heilsamen Stoffen. Man kann sie nicht einem einzelnen Organsystem zuordnen, da sie in viele Richtungen wirken.

Zu meinen persönlichen Allroundern gehören:

- Brennnessel
- Heckenrose
- Ingwer
- Johanniskraut
  (*beschrieben unter „Schlaf und gute Nerven“*)
- Kamille
  (*beschrieben unter „Erkrankungen des Verdauungstraktes“*)
- Melisse
  (*beschrieben unter „Schlaf und gute Nerven“*)
- Schafgarbe
- Zistrose

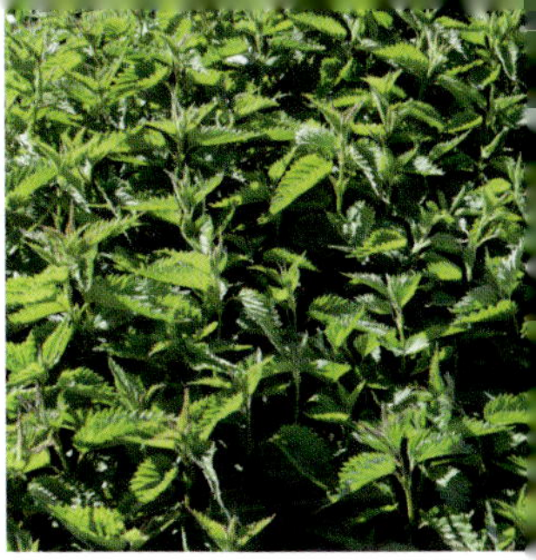

BRENNNESSEL

URTICA DIOICA

Anwendung:	Blutarmut, Eisenmangel, Harnwegsinfekte, Prostatavergrößerung, Gicht, rheumatische Beschwerden, Gelenkschmerzen, Magen-Darm-Beschwerden, Gelbsucht, Hämorrhoiden, Hautausschläge, Diabetes Typ II
Eigenschaften:	hautreizend, blutbildend, stoffwechselanregend, entschlackend, durchfallhemmend, durchblutungsfördernd, blutdrucksenkend, schleimlösend, wassertreibend, stärkend, blutreinigend, cholesterinsenkend, entzündungshemmend, ausleitend
Inhaltsstoffe:	Kieselsäure, Flavonoide, Gerbstoffe, Histamin, Ameisensäure, Essigsäure, Kaffeesäuren, Magnesium, Eisen, Kalium, Silicium, Natrium, Chlorophyll, Karotinoide, Vitamin B, Hormone, Enzyme, Lignane, Vitamin C, E
Verwendete Teile:	junge Blätter, Wurzeln
Sammelzeit:	Blätter von März bis Oktober, Wurzeln im Herbst
Nebenwirkungen:	Magen-Darm-Beschwerden und allergische Hautausschläge sind möglich.
Anwendungsbeschränkungen:	Nicht anwenden bei eingeschränkter Herz- oder Nierentätigkeit! Keine ausreichenden Erkenntnisse zur Anwendung während der Schwangerschaft oder Stillzeit.

Teezubereitung:

1. 3 TL gut zerkleinerte Blätter (bei trockenen Pflanzen die halbe Menge) mit 200 ml **kochendem Wasser übergießen** und 5–10 Minuten ziehen lassen. Für eine Kur trinkt man 2 Tassen täglich über drei Wochen.
2. Oder 1 TL zerkleinerte Wurzeln mit 150 ml Wasser **aufkochen**, etwa 10 Minuten ziehen lassen und 2–3 Tassen täglich trinken.

Die Brennnessel kann fast allen Kräutertees beigemengt werden, man sollte sie aber nur drei Wochen hintereinander verwenden und dann wieder eine Weile aussetzen.

Wissenswertes:

Bei der Brennnessel handelt es sich um einen sehr starken Pflanzengeist mit einem breiten Wirkungsspektrum. „Hätte die Brennnessel keine Stacheln, wäre sie schon längst ausgerottet, so vielseitig sind ihre Tugenden." (Johann Künzle, Pfarrer, 1857–1945). Maria Treben (1907–1991) bezeichnete die Pflanze als ein Geschenk Gottes.

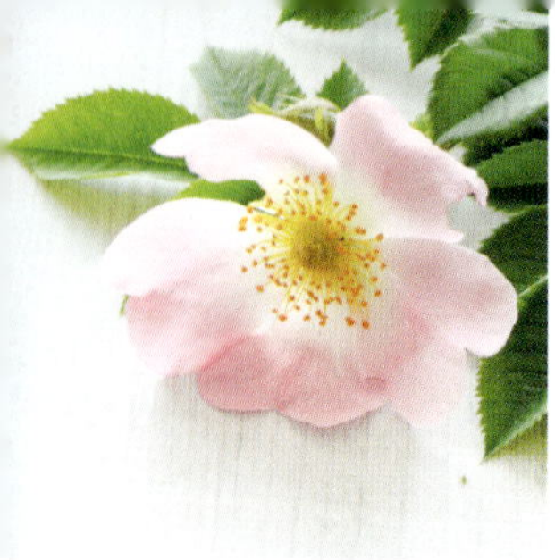

HECKENROSE, HUNDSROSE

ROSA CANINA

Anwendung:	Steigerung der Abwehrkräfte – schwaches Immunsystem, grippale Infekte, Rheuma, Harnwegsinfekt, Nierensteine, Durchfall
Eigenschaften:	entzündungshemmend, blutreinigend, leicht harntreibend, schweißtreibend, schwach abführend, stärkt die Abwehrkräfte, antioxidativ
Inhaltsstoffe:	Vitamin C, A, B1, B2, K, P, organische Säuren, Pektine, Gerbstoffe, ätherisches Öl, Flavonoide, Mineralstoffe, Polyphenole, Carotinoide, Fruchtsäuren
Verwendete Teile:	Blüten, Früchte (Hagebutten)
Sammelzeit:	Blüten im Juni, Früchte im Herbst (September bis November)
Nebenwirkungen:	Sodbrennen, Magenschmerzen
Anwendungs-beschränkungen:	Für Menschen mit empfindlichem Magen weniger geeignet.

Teezubereitung:

1. 2 gehäufte TL der getrockneten Hagebutte werden mit 200 ml **kaltem Wasser** zugestellt und zum Sieden gebracht, anschließend lässt man den Tee 10 Minuten ziehen. Für den Aufguss mit heißem Wasser ist eine Ziehzeit von mindestens 15 Minuten erforderlich.

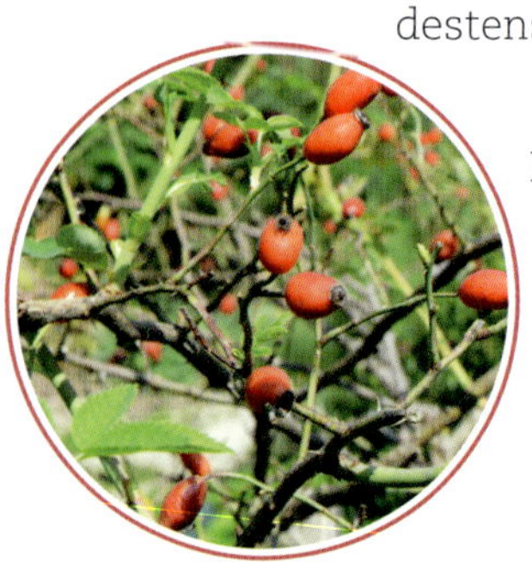

Hagebuttentee ist ein Durstlöscher mit wertvollen Vitaminen.

Wissenswertes:

Die Hagebutte ist aufgrund ihrer Säure für Menschen mit empfindlichem Magen weniger geeignet. Der Tee wird bekömmlicher, wenn er mit anderen Kräutern gemischt wird.

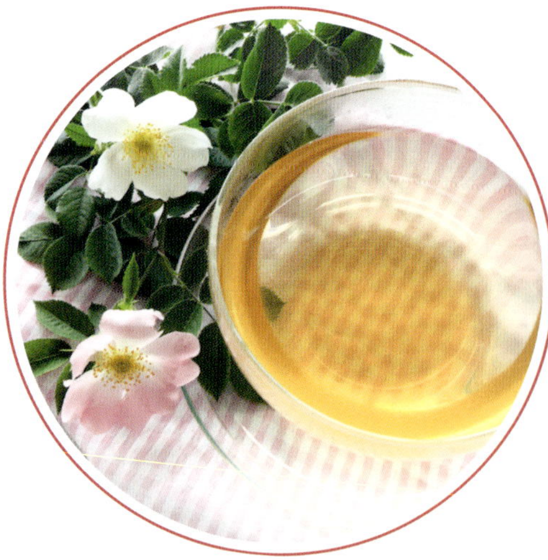

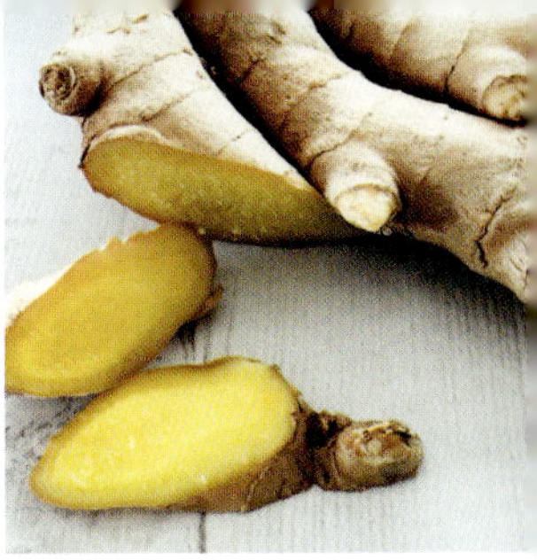

INGWER

ZINGIBER OFFICINALE

Anwendung:	erste Anzeichen einer Erkältung, Grippe, Halsschmerzen, Husten aufgrund von Kälte, Verdauungsschwäche, Übelkeit, Reisekrankheit, Migräne
Eigenschaften:	durchblutungsfördernd, entzündungshemmend, antiemetisch, blutverdünnend, verdauungsfördernd, galletreibend, krampflösend, leicht tonisierend, blähungstreibend, antioxidativ
Inhaltsstoffe:	Ätherisches Öl (Zingiberen, Zingiberol), Scharfstoffe (Gingerole, Shoagole), Harze, organische Fette, Säuren
Verwendete Teile:	Wurzelknolle
Nebenwirkungen:	Möglich sind Reizungen der Mundschleimhaut und des Verdaungstraktes, auch Sodbrennen.
Anwendungsbeschränkungen:	Sprechen Sie mit Ihrem Arzt, wenn Sie Medikamente zur Hemmung der Blutgerinnung einnehmen (Antikoagulanzien) oder an Gallensteinen leiden. Nicht in der Schwangerschaft anwenden.

Der Tee schmeckt aromatisch mit einer leichten Schärfe und ist schnell zubereitet:

1. Ein etwa nussgroßes Stück Ingwer wird in Scheiben geschnitten. Mit ¾ l **kochendem Wasser übergießen** und 5–8 Minuten ziehen lassen. Eine ausgepresste Zitrone passt gut dazu und liefert zusätzliches Vitamin C.

Mit Ingwertee lässt sich eine aufkommende Erkältung möglicherweise gleich im Keim ersticken! Außerdem wurde ihm eine antiemetische Wirkung (Verbesserung von Übelkeit) nachgewiesen.

Wissenswertes:

Ingwer gilt in der Chinesischen Medizin schon seit über 3000 Jahren als Heilpflanze, bei uns in Europa wurde sie im Altertum zum ersten Mal beschrieben. Damals war die subtropische Pflanze mit ihrer scharfen Knolle ein kostbares Produkt: Ein Pfund der Wurzelknolle war so viel wert wie ein ganzes Schaf!

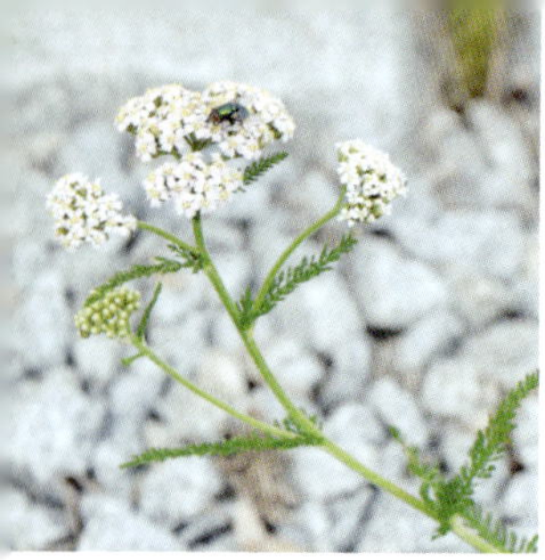

SCHAFGARBE

ACHILLEA MILLEFOLIUM

Anwendung:	Magenschwäche, Durchfall, Bauchschmerzen, Blasenschwäche, Menstruationsbeschwerden, Krampfadern, Kopfschmerzen, Gallenprobleme, Appetitlosigkeit, Verdauungsbeschwerden
Eigenschaften:	entzündungshemmend, anregend, antiseptisch, krampflösend, harntreibend, blähungswidrig, blutreinigend, verdauungsfördernd, gallefördernd, menstruationsregelnd, Stoffwechsel aktivierend
Inhaltsstoffe:	Proazulene, Campher, Thujon, Cineol, Eukalyptol, Gerbstoffe, Flavonoide, Bitterstoff, Cumarin, Mineralstoffe, Natrium
Verwendete Teile:	obere Hälfte der Pflanze, v. a. Blüten
Sammelzeit:	Juni bis Juli
Nebenwirkungen:	keine bekannt
Anwendungs-beschränkungen:	Vorsicht bei Allergie gegen Korbblütler.

Teezubereitung:

1. 2 TL Kraut oder Blüten werden mit 200 ml **kochendem Wasser übergossen** und 10 Minuten ziehen gelassen. 3 Tassen pro Tag sind ausreichend. Den Tee kurmäßig anwenden und nach einem Monat wieder pausieren.

Schafgarbe soll wegen ihrer guten Eigenschaften in keiner Kräutertee-Mischung fehlen.

Gemeinsam mit Holunderblüten ist der Tee ein Erste-Hilfe-Kraut, wenn eine Erkältung im Anzug ist.

Wissenswertes:

Die Schafgarbe ist eine Einschleuserpflanze für Natrium. Das heilkräftige Kraut mit den „tausend" kleinen Blättern wirkt in viele Richtungen: Stoffwechsel, Frauenleiden, Verdauung, Nerven, Haut und Herz. Leicht rosa blühende Schafgarben sollen am heilkräftigsten sein!

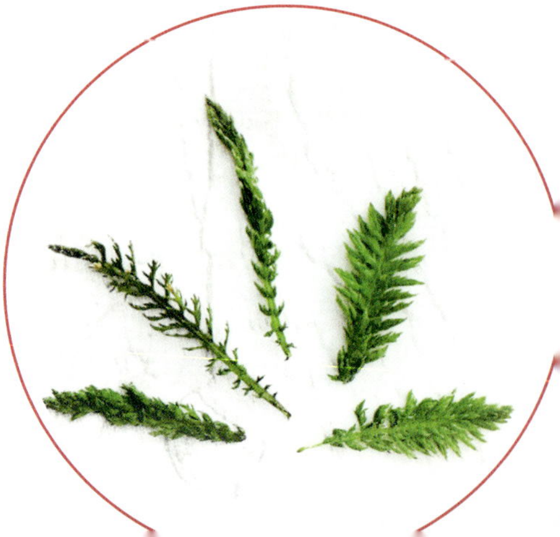

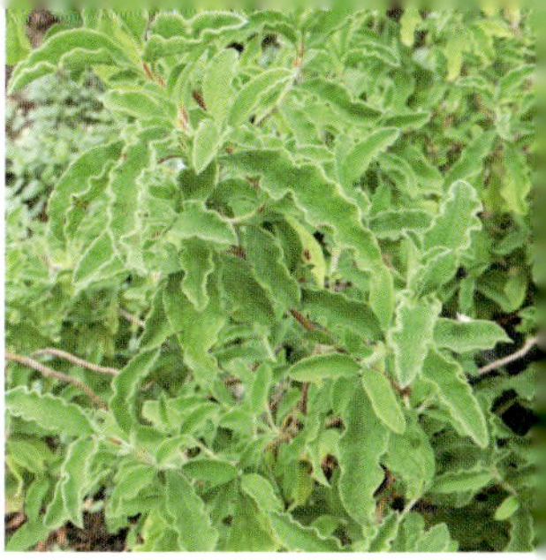

ZISTROSE

CISTUS INCANUS

Anwendung:	Hals- und Rachenentzündung, grippaler Infekt, Magenschleimhautentzündung, Hauterkrankungen (Akne), Durchfall, möglicherweise Borreliose
Eigenschaften:	entzündungshemmend, antiviral, antibakteriell, pilzhemmend, stärkt das Immunsystem, entgiftet, leitet Schwermetalle aus, antioxidativ
Inhaltsstoffe:	Bioflavonoide, Polyphenole, Ladanum (Harz), ätherische Öle, Inuline, Vitamin C und E
Verwendete Teile:	Blätter, Blüten
Sammelzeit:	Spätfrühling bis Sommer
Nebenwirkungen:	derzeit keine bekannt
Anwendungsbeschränkungen:	derzeit keine bekannt

Teezubereitung:
1 TL getrocknete Blüten und Blätter **übergießt** man mit 200 ml **kochendem Wasser** und lässt den Tee 5 Minuten ziehen. (Bei längerer Ziehzeit lösen sich Bitterstoffe und der Tee schmeckt bitter.)

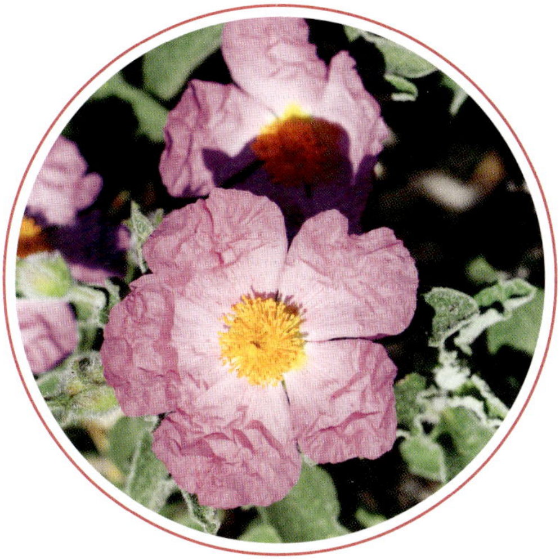

Hinweis:
Der Aufguss hinterlässt möglicherweise eine dünne Harzschicht in der Teetasse. Diese kann man aber meist problemlos wieder abwaschen.

Das Zistrosenkraut eignet sich nach der Ziehzeit noch wunderbar als Umschlag bzw. Badezusatz bei Rheuma oder schmerzenden Gelenken.

Kräuter für alle Tage

Manche Teekräuter besitzen nur eine milde Heilwirkung und sind daher für Teemischungen für alle Tage gut geeignet. Diese Kräuter dürfen jeden Tag ohne Beschränkungen genossen werden, da sie sehr sanft wirken. Natürlich kann man solchen Aufgüssen in speziellen Situationen stärker wirksame Heilkräuter hinzufügen (z.B. Salbeiblätter bei Halsschmerzen, Melisse bei Prüfungsangst).

Zu den „Kräutern für alle Tage“ zähle ich:

- Brombeere
- Goldmelisse
- Ingwer
- Himbeere
- Johannisbeere
- Kornblume
- Ringelblume
- Odermennig
- Schwazer und Grüner Tee
- Wald-Erdbeere
- Zitronenverbene

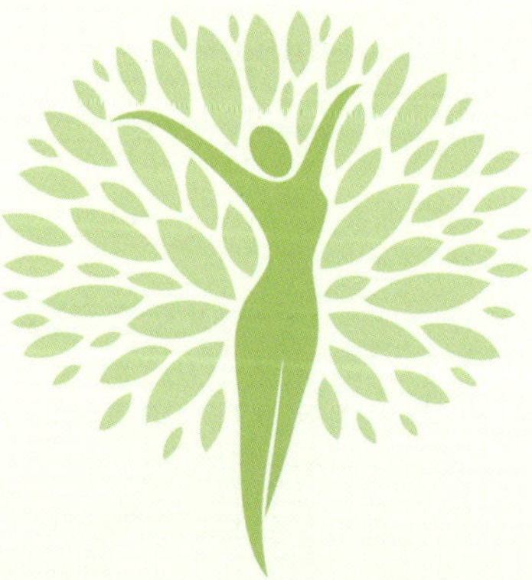

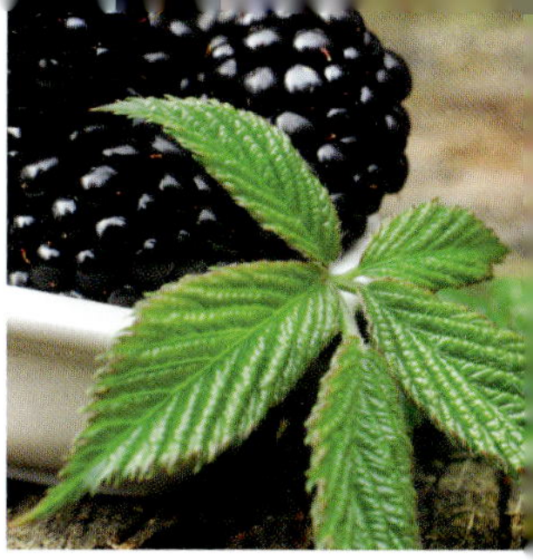

BROMBEERE

RUBUS FRUCTICOSUS

Anwendung:	Durchfallerkrankungen, Entzündung der Schleimhäute des Mundes und Rachens, Husten, Menstruationsbeschwerden
Eigenschaften:	stopfend, zusammenziehend, reinigend, blutdrucksenkend, entzündungshemmend
Inhaltsstoffe:	Gerbstoffe, Vitamine, Ballaststoffe, Flavonoide, Mineralstoffe, Kupfer
Verwendete Teile:	Blätter
Sammelzeit:	Frühling bis Herbst
Nebenwirkungen:	Verstopfung durch Gerbstoffe
Anwendungs-beschränkungen:	keine bekannt

Teezubereitung:

1. 1 TL getrocknete oder frische Blätter mit einer Tasse **siedendem Wasser übergießen** und 10 Minuten ziehen lassen.

Brombeerblätter eignen sich wunderbar für Teemischungen: z. B. zwei Teile Brombeerblätter, ein Teil Himbeerblätter, dazu ein Teil einer gerade benötigten Droge: z. B. Lindenblüten bei Fieber oder Kamille bei Magenschmerzen.

Wissenswertes:

Brombeeren gehören wie die Himbeeren zu den Rosengewächsen. Sie sind eigentlich gar keine Beeren, sondern eine Ansammlung von winzigen Steinfrüchten. Brombeerblätter eignen sich gut zum Fermentieren (siehe „Sammeln, Trocknen und Aufbewahren der Teekräuter“).

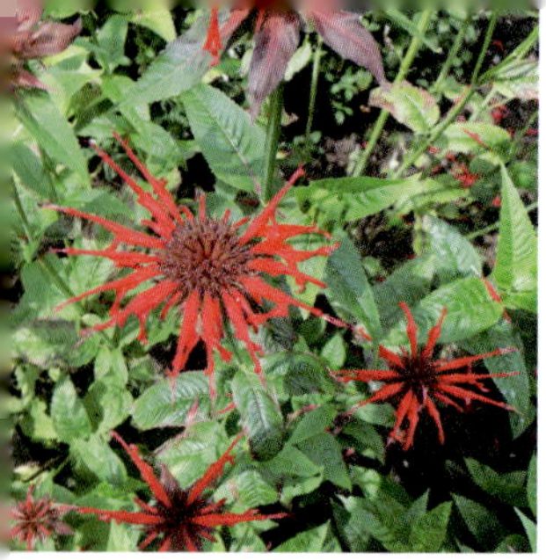

GOLDMELISSE

MONARDA DIDYMA

Anwendung:	Verdauungsbeschwerden, Blähungen, Verdauungsschwäche, Übelkeit, grippale Infekte mit Husten, Wechselbeschwerden
Eigenschaften:	antiseptisch, anregend, antioxidativ, schleimlösend, harntreibend, beruhigend
Inhaltsstoffe:	ätherische Öle (Thymol, Carvacrol, Geraniol ...) Gerbstoffe, Bitterstoffe, Valeriansäure
Verwendete Teile:	Blüte, Blätter
Sammelzeit:	Juni bis September
Nebenwirkungen:	keine bekannt
Anwendungsbeschränkungen:	keine bekannt

Teezubereitung:

1. Für den Tee **übergießt** man 1–2 TL des getrockneten Krautes mit 200 ml **kochendem Wasser** und lässt dies 5–10 Minuten ziehen.

Unter Insidern gilt die Goldmelisse als Geheimtipp für eine Teekräuter-Mischung. Die Blüten der Goldmelisse finden im Tee gerne als Schmuckdrogen Verwendung. Die nach Zitrone duftenden Blätter eignen sich gut zum Aromatisieren.

Wissenswertes:

Die Goldmelisse mit ihrer attraktiven scharlachroten Blüte wurde schon von den Indianern als Teekraut genutzt. Bei uns steht die Erforschung ihrer Heilwirkungen gerade erst am Anfang. Alle Anwendungsmöglichkeiten und Eigenschaften sind traditionell von der Volksmedizin überliefert.

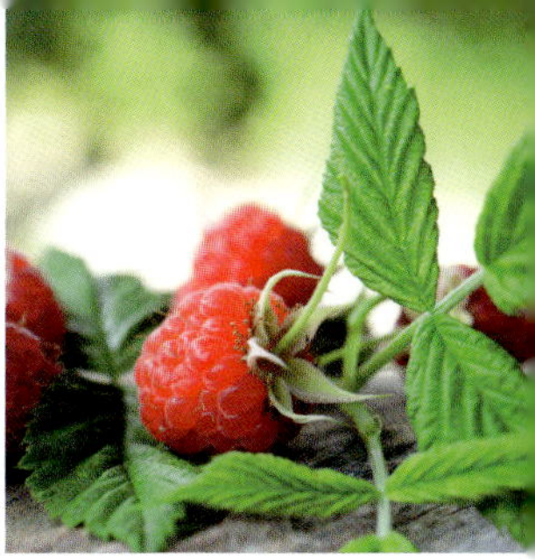

HIMBEERE

RUBUS IDAEUS

Anwendung:	Durchfallerkrankungen, Entzündung der Schleimhäute des Mundes und Rachens, Husten, Menstruationsbeschwerden, Geburtserleichterung
Eigenschaften:	stopfend, reinigend, blutdrucksenkend, entzündungshemmend, zusammenziehend
Inhaltsstoffe:	Gerbstoffe, Vitamine, Ballaststoffe, Flavonoide, Mineralstoffe, Kupfer
Verwendete Teile:	junge Blätter
Sammelzeit:	Frühling bis Herbst
Nebenwirkungen:	Verstopfung durch Gerbstoffe
Anwendungsbeschränkungen:	Schwangere sollten Himbeerblätter-Tee am Beginn der Schwangerschaft meiden, aber ab dem 8. Schwangerschaftsmonat regelmäßig trinken (siehe „Frauenkräuter").

Teezubereitung:

1. Reiner Himbeerblätter-Tee wird wie folgt zubereitet: 2 EL Blätter mit 250 ml **heißem Wasser übergießen**, 5–8 Minuten ziehen lassen.

Himbeerblätter eigenen sich auch gut für Mischungen mit Erdbeer- und Brombeerblättern, Ringelblumen, Hagebutten oder Waldmeister.

Wissenswertes:

Die Himbeere wird auch Mutterbeere genannt, vermutlich weil Himbeerblätter-Tee, in den letzten Wochen der Schwangerschaft getrunken, den Geburtsvorgang erleichtern soll. Früher wurden Himbeerblätter auch als Schwarztee-Ersatz verwendet (siehe „Bewährte Teemischungen").

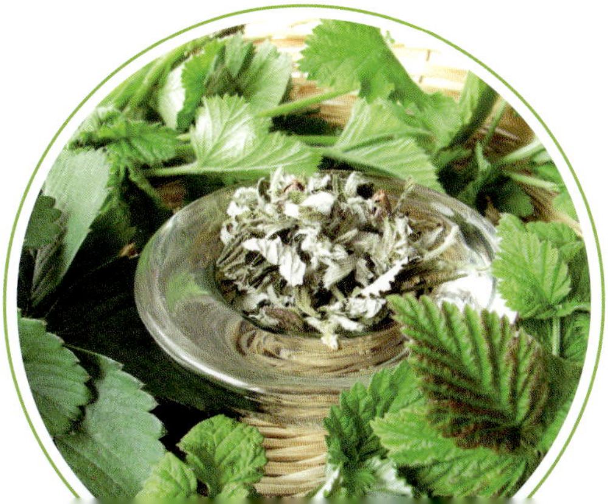

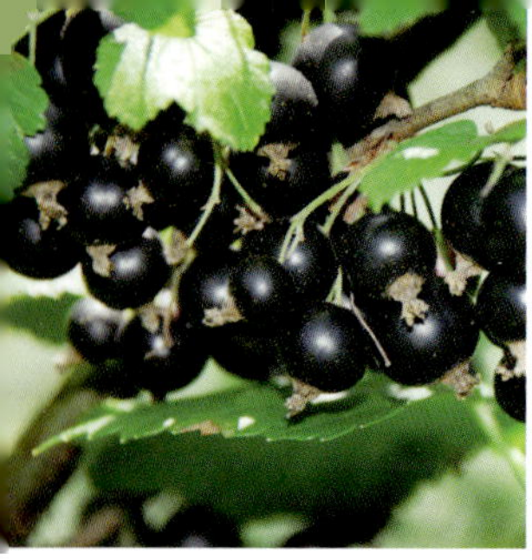

JOHANNISBEERE

RIBES NIGRUM

Anwendung:	Leichter Durchfall, Erkältungskrankheiten, rheumatische Beschwerden, leichte Harnwegsbeschwerden
Eigenschaften:	schweißtreibend, blutreinigend, stopfend, harntreibend, entschlackend
Inhaltsstoffe:	Vitamin C, Flavonoide, Proanthocyanide, Gerbstoffe
Verwendete Teile:	junge Blätter
Sammelzeit:	Frühjahr
Nebenwirkungen:	keine bekannt
Anwendungsbeschränkungen:	keine bekannt

Teezubereitung:

1. 2 TL Johannisbeerblätter mit 200 ml kochendem Wasser übergießen, 10 Minuten ziehen lassen und abseihen.

Eine Kombination mit anderen Heilkräutern (z. B. Birkenblätter, Goldrute bei Harnwegsinfekten) ist sinnvoll.

Wissenswertes:

Bei uns kommt die Schwarze Johannisbeere vorwiegend als Kulturpflanze vor. Ihr Name verdeutlicht uns, dass die Beeren um den Johannistag am 24. Juni reif werden.

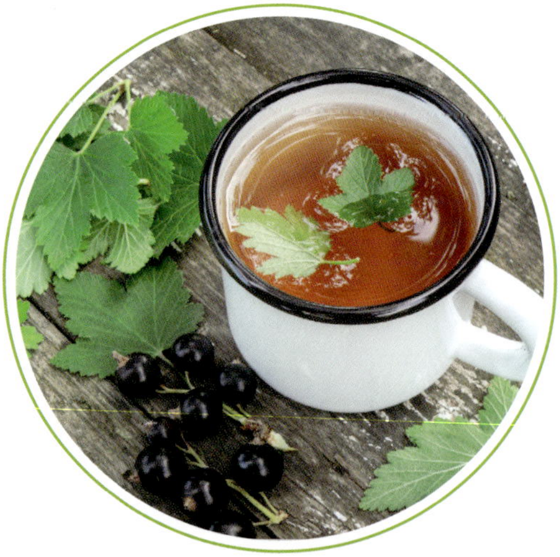

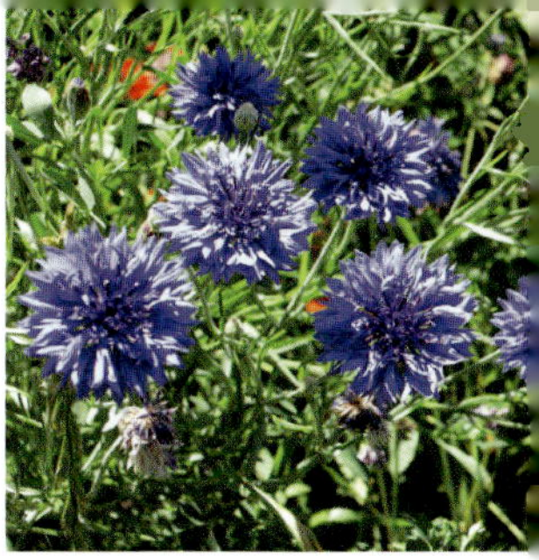

KORNBLUME

CENTAUREA CYANUS

Anwendung:	Blutreinigung, leichter Durchfall, Nieren- und Blasenbeschwerden
Eigenschaften:	mild wirkend, harntreibend, schwach stopfend, appetitanregend, augenstärkend, leber- und galleanregend
Inhaltsstoffe:	Bitterstoffe, Gerbstoffe, Farbstoffe (Cyanin), Flavonoide
Verwendete Teile:	Blütenblätter
Sammelzeit:	Mai bis Juli
Nebenwirkungen:	nicht bekannt
Anwendungsbeschränkungen:	nicht bekannt

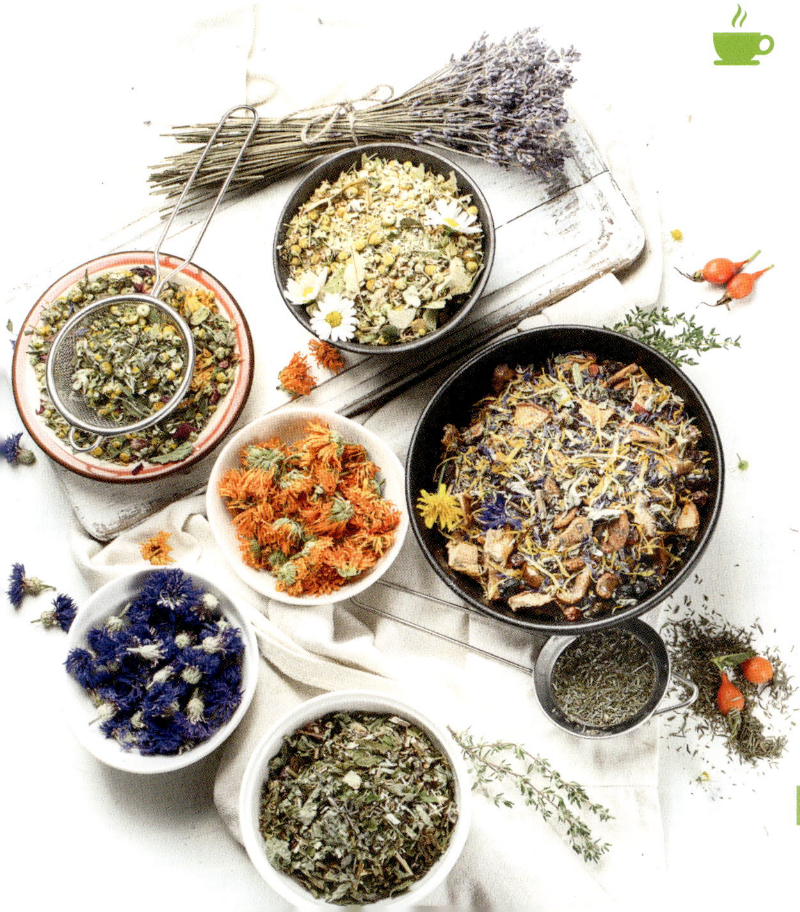

Die Kornblume wird aufgrund ihrer leichten Heilwirkung eher in Teemischungen als Schmuckdroge und schöner Farbgeber verwendet.

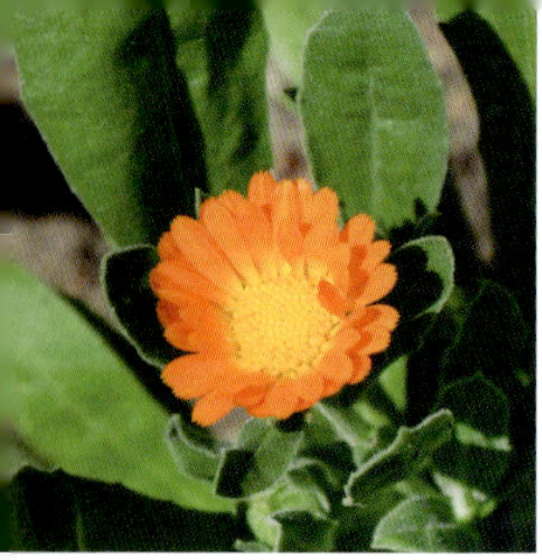

RINGELBLUME
CALENDULA OFFICINALIS

Anwendung:	Entzündungen, Gallenprobleme, Menstruationsschmerzen, Verdauungsbeschwerden, Magenschmerzen, Magengeschwür, Darmstörungen, Lymphschwellungen, entzündetes Zahnfleisch, Panikattacken
Eigenschaften:	wundheilend, antiseptisch, entzündungshemmend, erweiternd, blutreinigend, krampflösend, menstruationsregulierend, fördert den Eisprung, wurmtreibend, schweißtreibend, entgiftend, leicht abführend
Inhaltsstoffe:	Bitterstoffe, Säuren, Saponine, Glykoside, Flavonoide, Fermente, Triterpene, Calendulin, ätherisches Öl, Schleim, Gummin, Farbstoffe
Verwendete Teile:	Blüten
Sammelzeit:	Juni bis Oktober
Nebenwirkungen:	Möglicherweise allergische Reaktionen gegen Korbblütler
Anwendungs-beschränkungen:	Zur Anwendung in der Schwangerschaft liegen keine Erkenntnisse vor.

In Teemischungen wird die Ringelblume eher als Schmuckdroge eingesetzt. Die Tee-Anwendung ist in der Volksmedizin gebräuchlich, die Wirkung aber wissenschaftlich nicht bestätigt. Die Schulmedizin rät zu einer äußerlichen Anwendung in Form von Ringelblumensalben oder Umschlägen mit dem Ringelblumenaufguss.

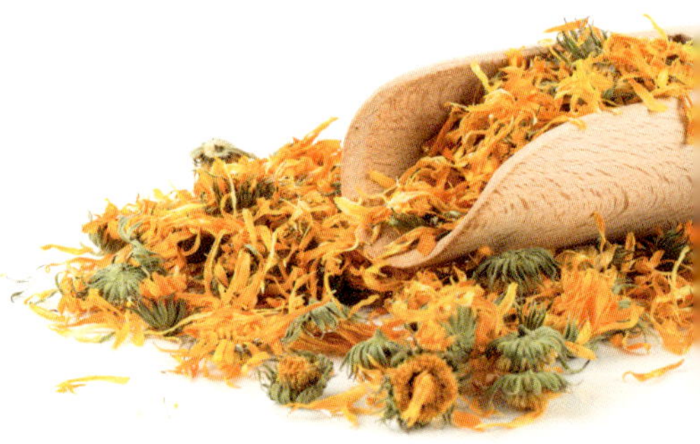

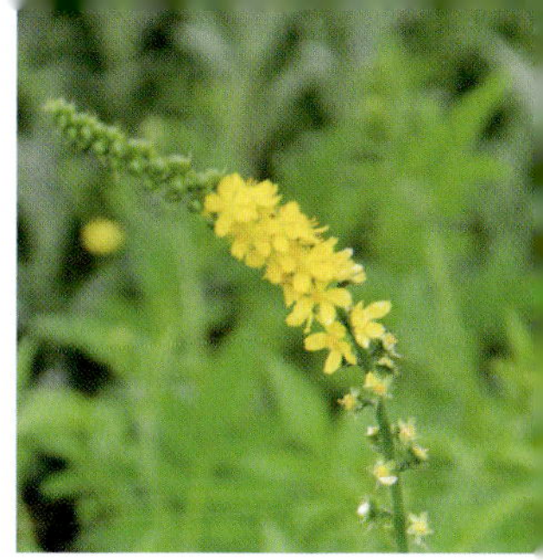

ODERMENNIG

AGRIMONIA EUPATORIA

Anwendung:	Durchfallerkrankungen, Entzündungen im Mund- und Rachenraum, in der Volksmedizin auch bei Gallenbeschwerden, Erkältung, Husten, Halsschmerzen, starker Menstruation
Eigenschaften:	zusammenziehend, entzündungshemmend, stopfend, stoffwechselanregend, galleanregend, krampflösend
Inhaltsstoffe:	Gerbstoffe, Bitterstoffe, Triterpene, Kieselsäure, Flavonoide
Verwendete Teile:	blühendes Kraut
Sammelzeit:	Juni bis Juli
Nebenwirkungen:	keine bekannt
Anwendungsbeschränkungen:	keine bekannt

Teezubereitung:

1. 2 TL Kraut **übergießt** man mit 200 ml **kochendem Wasser** und lässt dieses 5 Minuten ziehen.

Odermennig eignet sich auch gut für Teemischungen: z .B. mit Wermut bei Gallenbeschwerden oder mit Salbei bei Halsschmerzen.

Übrigens:

Odermennigtee erinnert vom Geschmack an Marillen.

Wissenswertes:

Odermennig wird auch noch Sängerkraut genannt. Der Tee soll die Stimmbänder pflegen und zu einer reinen Stimme verhelfen.

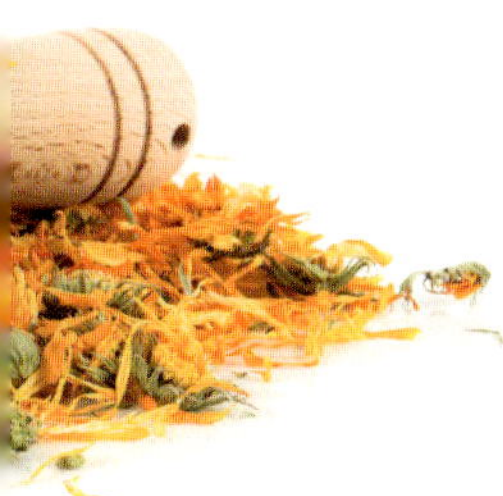

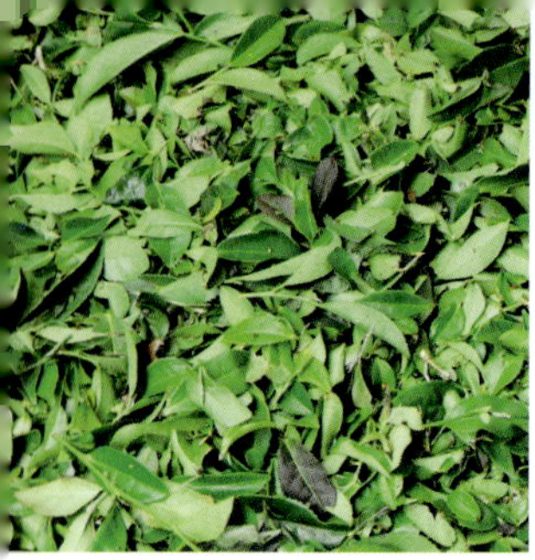

TEE, SCHWARZER, GRÜNER

CAMELLIA SINENSIS

Anwendung:	Durchfall, Entzündungen der Schleimhäute, Ermüdungserscheinungen, Migräne
Eigenschaften:	anregend, stopfend und beruhigend, gefäßerweiternd, tumorhemmend und antioxidativ (Grüner Tee)
Inhaltsstoffe:	Purinalkaloide (z. B. Koffein), Triterpensaponine, Flavonole, Flavonoide, ätherisches Öl, Gerbstoffe, Vitamine, Mineralstoffe
Verwendete Teile:	fermentierte Blätter (Schwarzer Tee), unfermentierte Blätter (Grüner Tee), unbehandelte Blätter (Weißer Tee)
Sammelzeit:	ganzjährig
Nebenwirkungen:	Bei magenempfindlichen Personen kann es zu Magenreizungen kommen. Starker Teegenuss kann zu Verstopfung führen. Die Wirksamkeit von Eisenpräparaten wird herabgesetzt.
Anwendungsbeschränkungen:	Aufgrund des Koffein-Gehaltes in der Schwangerschaft und Stillzeit nicht zu viel trinken.

Schwarzer Tee:

1. Für den Schwarzen Tee **übergießt** man 1 TL der getrockneten Blätter mit 250 ml **kochendem Wasser** und lässt den Tee 2–10 Minuten ziehen. Eine Ziehzeit unter 3 Minuten wirkt anregend.
2. Bei Durchfallerkrankungen 10 Minuten ziehen lassen, da die Gerbstoffe erst nach einer längeren Ziehzeit extrahiert werden.

Grüner Tee:

1. Grünen Tee nur mit 70–80 °C **heißem, nicht mit kochendem Wasser aufgießen**, da sonst die wertvollen Polyphenole zerstört werden.

Weißer Tee:

1. Weißer Tee schmeckt feiner und milder und darf, so wie der Grüne Tee, nicht mit kochendem Wasser aufgegossen werden. Ziehzeit: 2–3 Minuten.

Weißer Tee eignet sich auch gut zum Mischen mit anderen Kräutern.

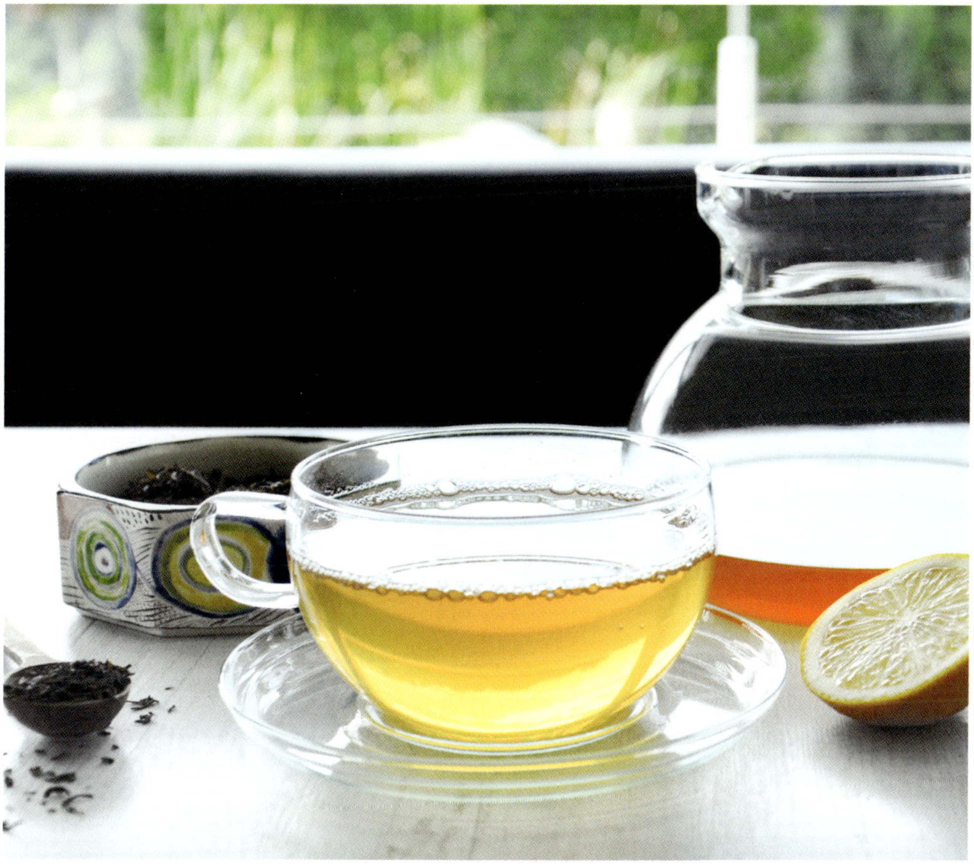

Wissenswertes:

Der „echte" Tee wird in Gebieten mit subtropischem Klima angebaut. Je nach Anbaugebiet werden die dort produzierten Sorten benannt: Darjeeling (Nord-ost-Indien), Ceylon (Sri Lanka), Assam (Nord-Indien) usw.

Da in manchen Anbaugebieten Schadstoffe und giftige Pestizide nachgewiesen wurden, rate ich zu Bio-Produkten.

Schwarzer Tee wird besonders in Großbritannien traditionell mit Milch verfeinert, bei uns ist die Verbesserung des Geschmacks mit Zitronensaft gebräuchlich. Äußerlich eingesetzt kann Schwarztee bei der Behandlung von Hauterkrankungen (Ekzemen, Neurodermitis) hilfreich sein.

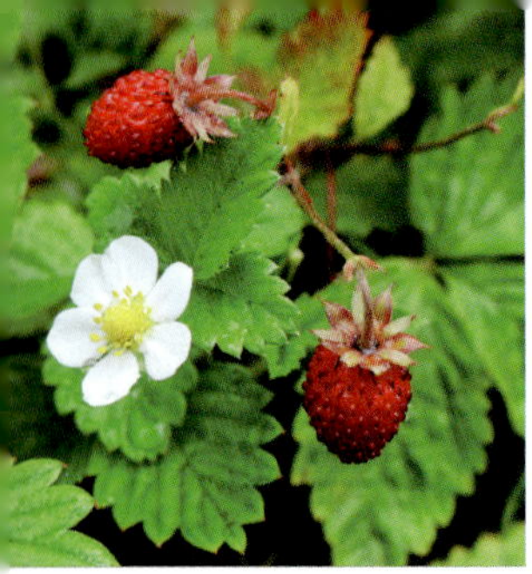

WALD-ERDBEERE

FRAGARIA VESCA

Anwendung:	In der Volksmedizin bei Blasensteinen, Nierengrieß, Nierensteinen, auch bei Durchfall, Blutarmut
Eigenschaften:	stopfend, blutreinigend, nierenunterstützend, harntreibend, harnleiterreinigend, leberwirksam, entzündungshemmend
Inhaltsstoffe:	Flavonoide, Säuren, Salicylsäure, Gerbstoffe, in den Früchten alle Vitamine und Mineralstoffe
Verwendete Teile:	Blätter, Früchte, Wurzeln
Sammelzeit:	Juni bis Juli (alte Blätter schmecken bitter)
Nebenwirkungen:	derzeit keine bekannt
Anwendungsbeschränkungen:	Nicht anwenden bei bekannter Erdbeerallergie.

Teezubereitung:

1. 2 TL getrocknete Erdbeerblätter oder 1 TL getrocknete Wurzeln mit 200 **ml kochendem Wasser übergießen**. 10 Minuten ziehen lassen und abseihen.
2. Auch getrocknete Früchte eignen sich für die Tee-Zubereitung.

Wissenswertes:

Erdbeerblätter lassen sich auch gut fermentieren. Man erhält dadurch einen aromatischen Schwarztee-Ersatz (siehe „Bewährte Teemischungen“).

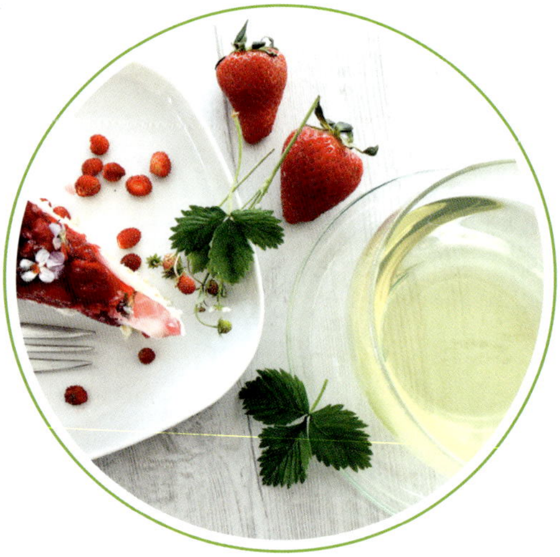

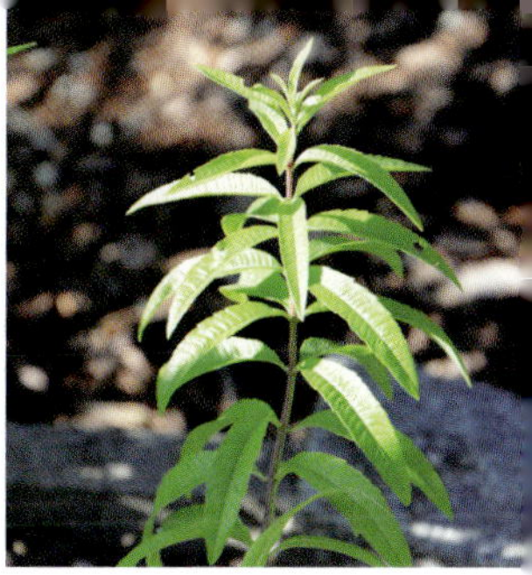

ZITRONENVERBENE

ALOYSIA TRIPHYLLA SYN. LIPPIA CITRIODORA

Anwendung:	Spannungszustände, nervöse Verdauungsbeschwerden, Erkältung
Eigenschaften:	beruhigend, antioxidativ, schmerzlindernd, antibakteriell, milchflussanregend
Inhaltsstoffe:	ätherische Öle (Limonen, Geranial, Neral), Flavonoide, Vitamine
Verwendete Teile:	Blätter
Sammelzeit:	Mai bis September
Nebenwirkungen:	keine bekannt
Anwendungsbeschränkungen:	keine bekannt

Teezubereitung:
Für den Tee 1 TL Blätter mit 200 ml **kochendem Wasser übergießen** und maximal 5 Minuten ziehen lassen.

Wissenswertes:
Zitronenverbene, in Frankreich auch als Verveine bekannt, wird oft mit ihrem Verwandten, dem Echten Eisenkraut, verwechselt. Die Pflanze verströmt einen intensiv-zitronigen Geruch und aromatisiert Speisen und Getränke.

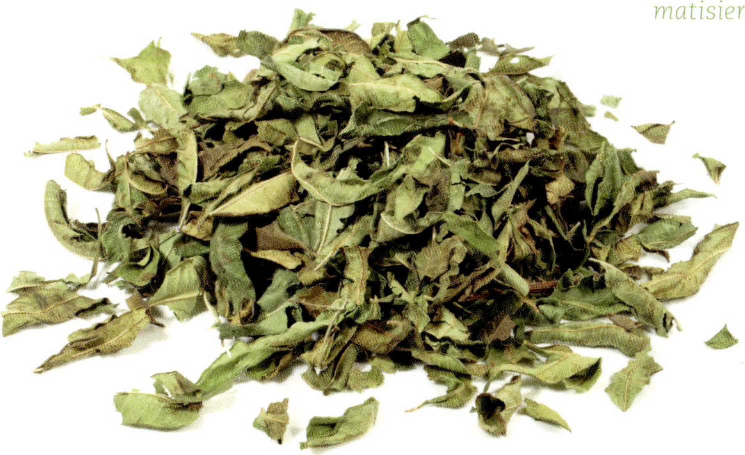

BEWÄHRTE TEEMISCHUNGEN

BLÜTENTEE

Das ganze Jahr über werden bunte Blüten gesammelt und getrocknet. Es eignen sich Veilchen, Schlüsselblume, Holunder, Ackerstiefmütterchen, Rotklee, Lavendel, Johanniskraut, Rose, Gänseblümchen, Weißdornblüten, Schafgarbe, Malve, Kornblume und Ringelblume.

Aus diesem kunterbunten Blüten-Potpourri entsteht eine Teemischung, die kalte Herbst- und Wintertage wohltuend erwärmt und sich auch als Geschenk für liebe Menschen eignet.

TEEMISCHUNG FÜR JEDEN TAG

Je ein Teil Brombeerblätter, Himbeerblätter und Erdbeerblätter sowie ½ Teil Malvenblüten mischen.
1 TL von dieser Mischung mit 200 ml **kochendem Wasser aufgießen**, 5–10 Minuten ziehen lassen und abseihen.

EISTEE SELBST GEMACHT

4 TL Teeblätter mit 1 Liter **kaltem Wasser übergießen**, 2 Stunden ziehen lassen und abseihen. Anschließend Zitronenverbene, Pfefferminzblätter und Zitronenstücke hinzufügen und mit Eiswürfeln servieren.

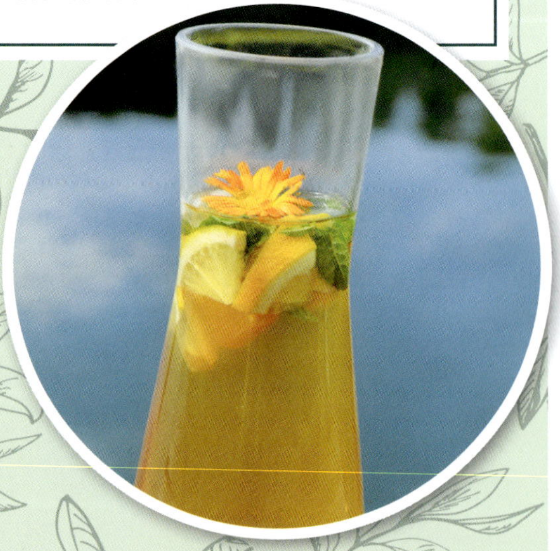

BEWÄHRTE TEEMISCHUNGEN

BLÄTTER FERMENTIEREN: HEIMISCHER SCHWARZTEE

Junge Himbeer-, Brombeer- und Erdbeerblätter lässt man einen Tag lang im Schatten antrocknen, dann werden sie mit dem Nudelwalker leicht zerdrückt und mit Wasser besprüht. Die Blätter packt man anschließend in einen kleinen Plastiksack und lässt sie 2–3 Tage lang „schwitzen". Nun erinnern sie vom Geruch schon an Schwarztee. Die Blätter werden dann in gewohnter Weise fertig getrocknet.

Gießt man sie mit kochendem Wasser auf, erhält man einen Tee, der ähnlich wie Schwarztee schmeckt und auch mit Zitrone oder Milch verfeinert werden kann.

HAUSTEE

Vielleicht hat auch Ihre Familie ein ganz spezielles, über Generationen weitergegebenes Haustee-Rezept?

Hier verrate ich Ihnen mein Haustee-Rezept:
Getrocknete, junge Blätter von Himbeere, schwarzer Johannisbeere, Erdbeere und Haselnussblätter mische ich mit getrockneten Queckenwurzeln und Zitronenverbeneblättern. Zu dieser Basismischung kommen je nach Belieben getrocknete Zitronen- oder Orangenschalen und Apfelschalen. Für die Optik dürfen natürlich noch ein paar Blüten (Ringelblume, Stiefmütterchen usw.) dazugemischt werden.

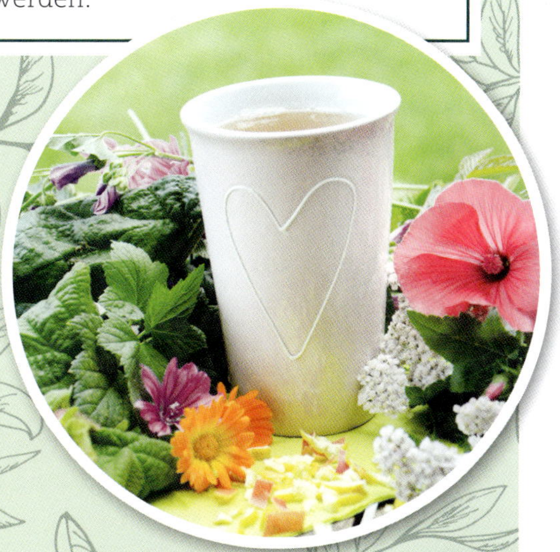

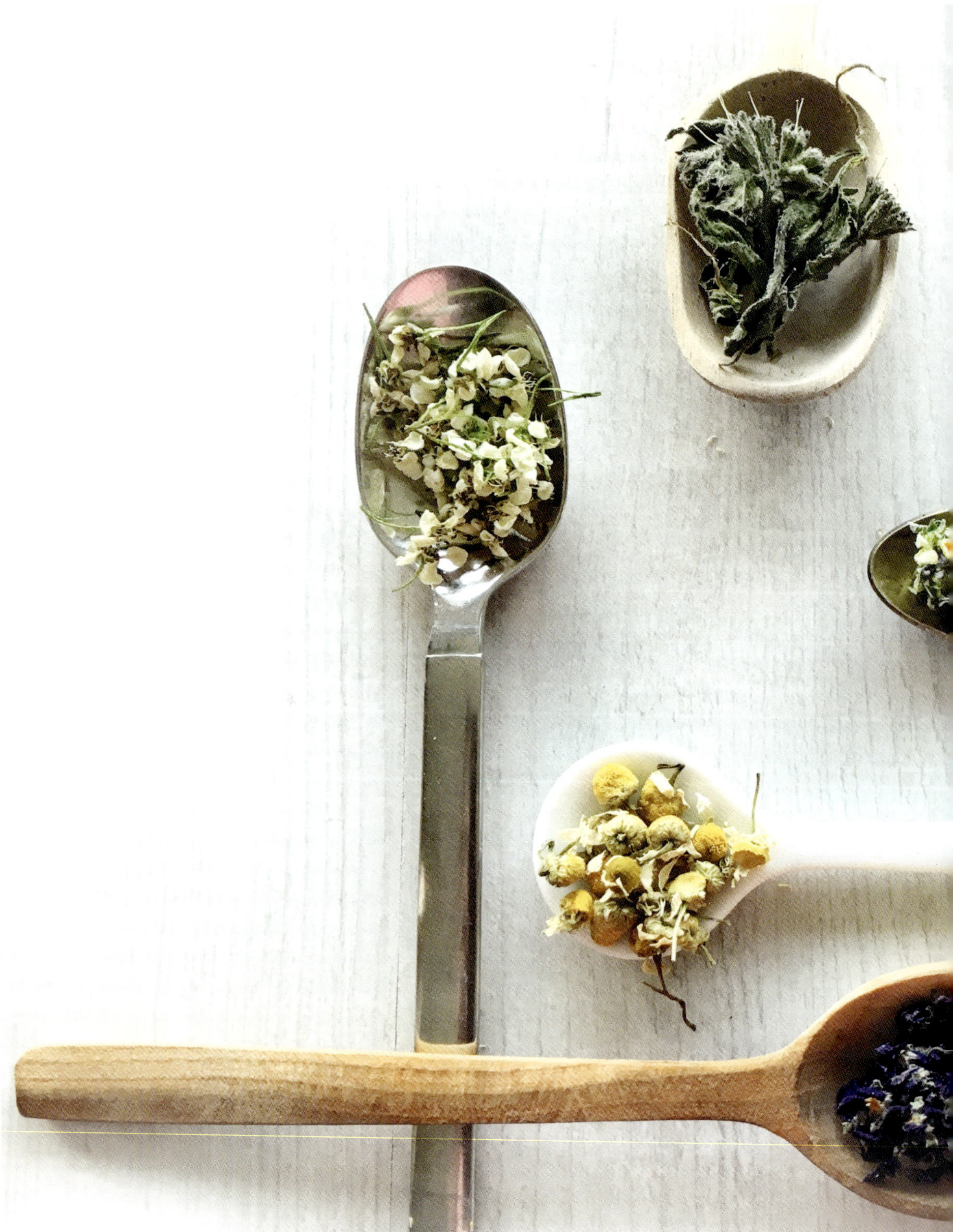

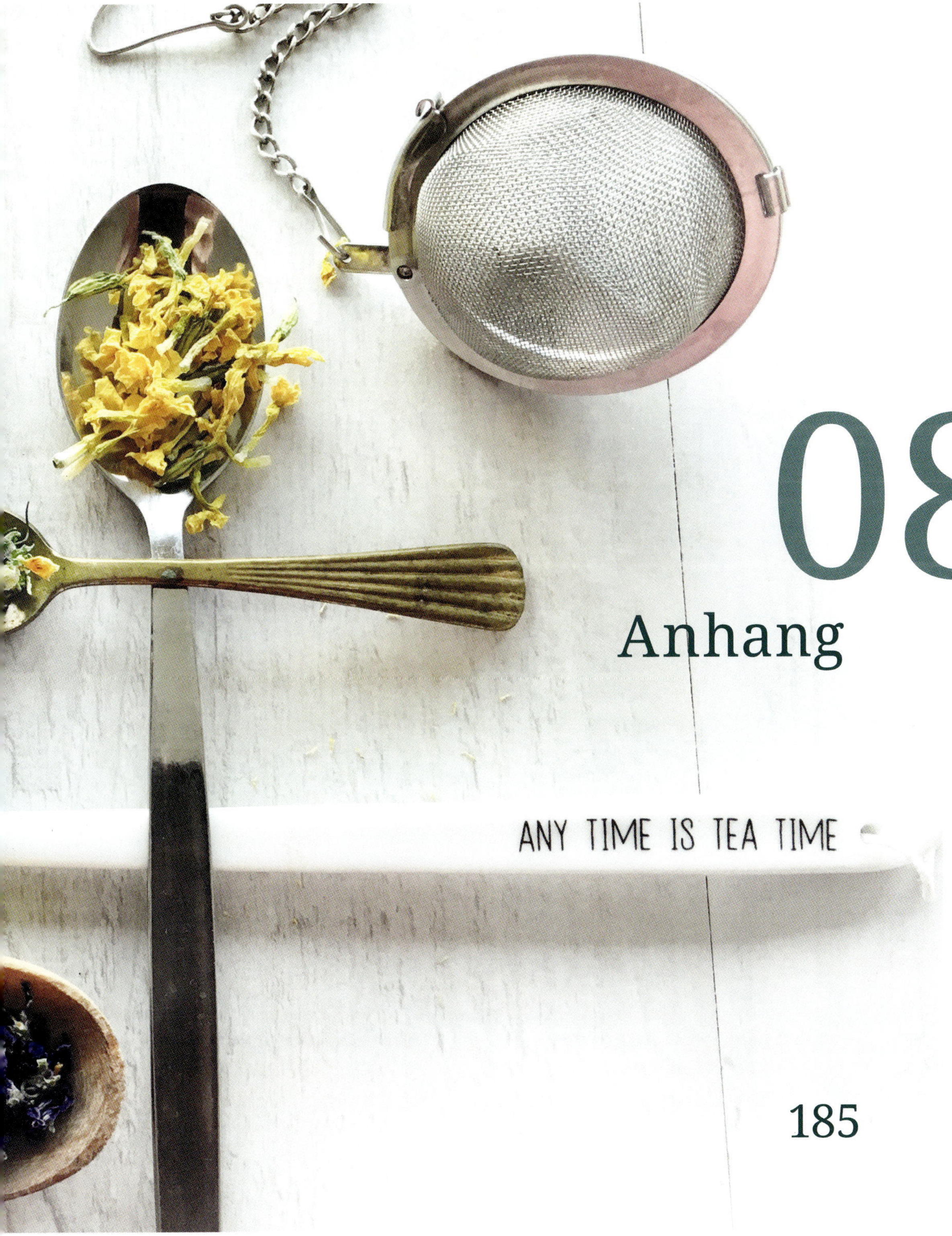

08 Anhang

„Dankbarkeit ist das Gedächtnis des Herzens.“

(Jean-Baptiste Massieu)

Ich bin dankbar für unsere wunderbare Natur, die uns umgibt. Unsere Pflanzen dienen uns nicht nur als Nahrungsgrundlage, sondern beschenken uns auch tagtäglich mit ihren Heilkräften, ihrer Originalität und ihren Geheimnissen.

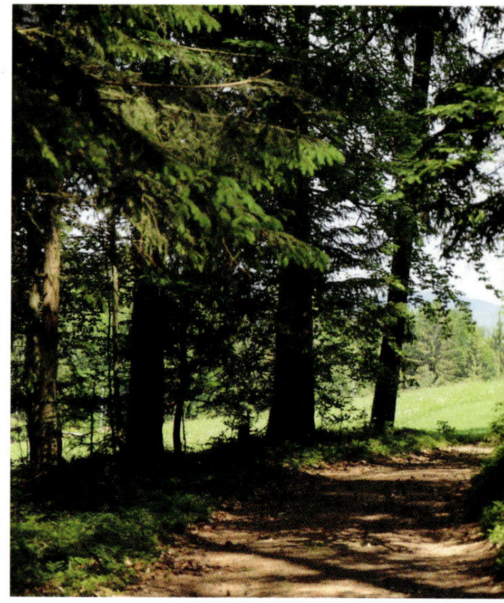

Die Arbeit an diesem Buch, verbunden mit Recherchieren und Fotografieren, Tee-Verkostungen und die vielen Stunden in der Natur haben mir große Freude bereitet und mir immer wieder bewusst gemacht, von welchem Reichtum wir umgeben sind.

Ich bedanke mich bei Ihnen, liebe Leserin und lieber Leser, dass Sie die Kraft der Natur nutzen wollen, und wünsche Ihnen von ganzem Herzen Gesundheit, Wohlbefinden und Segen!

Dankbar bin ich auch für meine wundervolle Familie, die mir den Rücken freigehalten und mir die notwendige Zeit und Ruhe für dieses Buch geschenkt hat.

Ein großes Dankeschön geht auch an jene, die mich beim Fotografieren unterstützt und mir ihre antiken und blühenden Schätze zur Verfügung gestellt haben.

Beim Freya-Verlag bedanke ich mich für die herzliche Begleitung, die professionelle Umsetzung und die Verwirklichung dieses Buchprojekts.

Ein besonderer Dank gilt all meinen Weggefährten und meinen lieben Freundinnen, die mich immer wieder inspirieren und ermutigen, mich mit Infos und Rezepten versorgen und mir auf Kräuter-Wanderungen wertvolle Begleiter sind.

Literaturverzeichnis:

Aichele D., Golte-Bechtle M.: Das neue Was blüht denn da? Wildwachsende Blütenpflanzen Mitteleuropas. 56. Auflage. Stuttgart: Kosmos (1997)

Berg Beate, Prof. Lelley Jan I.: Apotheke der Heilpilze. Kompendium der Mykotherapie. 2. Auflage. Weil der Stadt: Natura Viva (2015)

Bichsel Barbara, Dr., Brönnimann Julia, Dr.: Gemmotherapie. Die Kraft der Knospen. 1. Auflage. Stuttgart: Ulmer (2016)

Guthmann, Jürgen: Heilende Pilze. Die wichtigsten Arten der Welt im Portrait. 1. Auflage. Wiebelsheim: Quelle & Meyer (2017)

GfV (Gesellschaft für Vitalpilzkunde): Vitalpilze: Naturheilkraft mit Tradition – neu entdeckt. 1. Auflage. GfV (2009)

Grünwald J,. Dr., Jänicke Chr.: Grüne Apotheke. Das Standardwerk zur Pflanzenheilkunde. 1. Auflage. München: Gräfe und Unzer Verlag (2015)

Hirsch S., Grünberger F.: Die Kräuter in meinem Garten. 19. Auflage. Linz: Freya Verlag (2014)

Keudel Helmut, Dr. med.: Kinderkrankheiten. Erkennen, Behandeln, Vorbeugen. 16. Auflage. München: Gräfe und Unzer Verlag (2007)

Pilaske R.: Die sanfte Natur-Apotheke, 1. Auflage. München: blv (2015)

Raimann Ch., Ganz Ch., Garvelmann F., Bertschi-Stahl H., Fehr-Streule R.: Grundlagen der Traditionellen Europäischen Naturheilkunde. 2. Auflage.

Skripten vom Lehrgang für Traditionelle Europäische Medizin (2017) Schiedlberg: Bacopa (2013)

Stadelmann Ingeborg: Die Hebammensprechstunde. 8. Auflage. Wiggensbach: Stadelmann Verlag (2005)

Storl Wolf-Dieter: Die „Unkräuter" in meinem Garten. 21 Pflanzenpersönlichkeiten erkennen und nutzen. 1. Auflage. München: Gräfe und Unzer (2018)

Storl Wolf-Dieter: Der Selbst-Versorger. 2. Auflage. München: Gräfe und Unzer (2013)

Stumpf Ursula, Dr.: Unsere Heilkräuter. Bestimmen und Anwenden. 1. Auflage. Stuttgart: Kosmos (2016)

Wormer Eberhard J., Dr. med. , Bauer Johann A., Prof. Dr. med.: Medizin und Gesundheit. 1. Auflage. Köln: Lingen (2004)

Online-Quellen:

https://www.teeverband.de/fileadmin/Redaktion/WIT/Ernährung/WIT_Heinrich_Ausgabe_Januar-2014_fin.pdf

www.cardiosecur.com/de/ihr-herz/fachartikel/herz-kreislauf-system/

www.heilkraeuter.de/lexikon

www.netdoktor.at

www.rheuma-liga-hamburg.de/was-ist-rheuma/ernaehrung-bei-rheuma.html

www.pharmawiki.ch

www.mrca-science.org

www.wellness-drinks.de

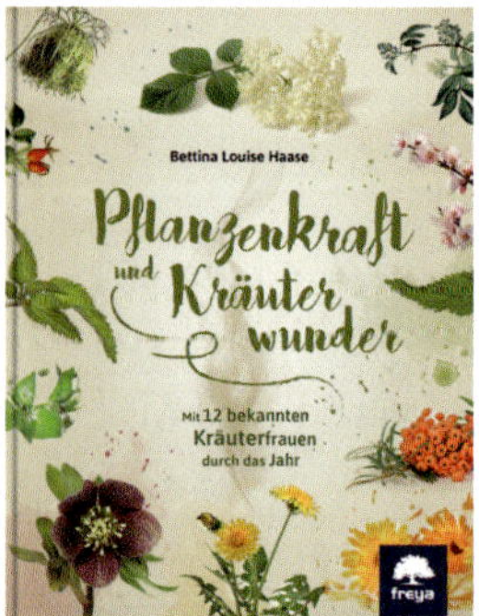

Bettina Louise Haase

Pflanzenkraft und Kräuterwunder

Mit 12 bekannten Kräuterfrauen durch das Jahr

Im Voralpenraum gibt es sie noch: „Weise Frauen" mit kostbarem, überliefertem Pflanzenwissen, das von ihren Großmüttern an sie weitergegeben wurde. Für jeden Monat im Jahreslauf steht eine dieser weit über die Grenzen ihrer Länder bekannten Kräuterfrauen, die sich durch ihre große Naturverbundenheit auszeichnen. Sie alle geben Einblicke in ihr profundes Kräuterwissen im Rhythmus der Jahreszeiten.

ISBN 978-3-99025-333-5

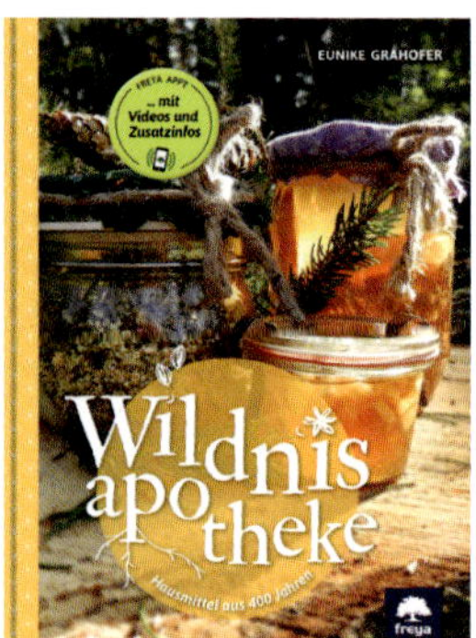

Eunike Grahofer

Wildnisapotheke

Hausmittel aus 400 Jahren

Die Zutaten der Hausapotheke unserer Vorfahren, sind für jeden zugänglich – sie werden von Wald und Wiese zur Verfügung gestellt! Mit diesem Buch tauchen Sie in die Welt der oft viele Jahrhunderte alten Rezepte ein: Fichtennadelbäder bei Erkältung, Breitwegerich für die Gelenke, Vogelmierensalbe für die Haut, Kirschstängel für die Augen, Königskerzenblüten bei Schmerzen, Hagebuttenkerne für die Venen. Die Gliederung nach dem Rhythmus der Natur lässt die 12 Monate des Jahres chronologisch ablaufen.

ISBN 978-3-99025-332-8

WEITERES BILDMATERIAL. © **Fotolia:** marinam111 (S. 23, 41, 61, 62, 88, 105, 117, 134, 135, 136, 137, 141, 151, 161, 162, 182, 183), mrFox11 (S. 6, 142), karrina (S. 6, 152, 164, 170, 186), romalya (S. 6, 138), rashadaliyev (S. 5, 100), Fandorina Liza (S. 4, 5, 42, 64, 90, 106, 118), Марина Чаркина (S. 20), Lasa (S. 7), gilitukha (S. 114), natmat (S. 149), Ruckszio (S. 115 oben), Tarabalu (S. 45), Alexander Kurlovich (S. 124), Tarabalu (S. 102), LianeM (S. 48, S. 84 oben), biv17 (S. 63), photocrew (S. 75 unten), oxie99 (S. 72 unten), Syda Productions (S. 134), aleoks (S. 71 unten), Mykola (S. 180 oben), murasal (S. 169 unten), nikolaydonetsk (S. 81 unten), Wariatka (S. 78 unten), Raul (S. 74 unten), Pavel (S. 81 Mitte), okkijan2010 (S. 26), stefanie (S. 16), mirzamlk (S. 84 unten, 109), KIVI (S. 17 rechts), Dejan (S. 114 unten), Melica (S. 105, Umschlagrückseite), Picture Partners (S. 155 unten), AboutLife (S. 15), saumhuhn (S. 175 oben), chamillew (S. 174 unten), spline_x (S. 127 unten), svl861 (S. 3, Umschlagvorderseite), bennytrapp (S. 57), bit24 (S. 175 unten), jurgal (S. 112 unten), petrovval (S. 70), romantsubin (S.176 unten), karandaev (S. 8, 9), terezqua (S. 71 oben), Ami (S. 10), ExQuisine (S. 95 unten, 181 unten), Henrik Larsson (S. 50), NewFabrika (S. 87 unten), Daisy Daisy (S. 35 rechts), Heike Rau (S. 173 unten, 98 unten), IrisArt (S. 131 unten), Joachim (S. 129 unten), Sonja Birkelbach (S. 171), unpict (S. 128 unten), Kathleen Rekowski (S. 173 oben), Dmytro Synelnychenko (S. 155 unten), greenpapillon (S. 178), Dagmar Gärtner (S. 114 oben), Successo images (S. 32) © **Wikipedia:** Sasata (S. 46), aka (S. 126)